AF466042

GUIDE PRATIQUE

DU

CULTIVATEUR

Paris. — Typographie de Gaittet et Cie, rue Gît-le-Cœur, 7.

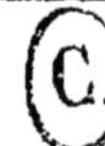

GUIDE PRATIQUE

DU

CULTIVATEUR

ET DU MÉNAGER

OU AMÉLIORATION DE LA PROPRIÉTÉ RURALE

ET DE LA CULTURE DES CÉRÉALES
DES PLANTES POTAGÈRES ET FOURRAGÈRES, ETC.

SUIVI

D'UN TRAITÉ SUR L'ÉLÈVE ET LES MALADIES DU BÉTAIL
L'ÉLÈVE DES ABEILLES, LA CULTURE DES JARDINS

D'UNE NOMENCLATURE

DES PLANTES MÉDICINALES, APPLIQUÉES AUX DIVERS
USAGES DE LA VIE

ET D'UN APPENDICE

contenant

Le texte de la loi sur les servitudes, et des explications

PAR CORNUCHÉ
Ancien cultivateur

PARIS
TYPOGRAPHIE DE GAITTET ET Cie
RUE GIT-LE-COEUR, 7

1858

PRÉFACE.

La France est un pays essentiellement agricole. Sans contester à l'industrie manufacturière la grande place qu'elle doit tenir dans nos préoccupations, on peut affirmer que notre position géographique, si propice à tous les genres de culture, et la faveur qui accueille nos produits sur les marchés étrangers, devraient placer chez nous l'agriculture au premier rang des arts industriels. Il n'en est malheureusement pas ainsi, et nous sommes forcés de convenir que loin d'avoir su profiter des avantages dont la nature a doué notre sol, nous sommes restés bien en arrière de la plupart des nations européennes moins favorisées que nous.

Depuis plusieurs années, cependant, cet état de choses tend à s'améliorer; des essais heureux ont été tentés, d'importantes parties de notre territoire, jusqu'alors stériles, ont été mises en culture et de grands projets sont formés pour l'avenir ! Mais à côté de ces entreprises qui exigent une haute initiative et d'immenses capitaux, il semble qu'il y aurait encore beaucoup à faire dans une voie plus modeste.

En effet, le morcellement de la propriété foncière interdit à la plupart de nos cultivateurs les essais en grand des nouvelles méthodes. Cette manière de procéder a pu réussir en Angleterre où de riches propriétaires, disposant de ressources inépuisables, pouvaient attendre patiemment le résultat d'expériences qui ne furent pas toujours heureuses : il en est autrement chez nous. Nous ne pouvons sacrifier le présent à un avenir incertain, et il s'agit, non pas d'inventer, mais d'améliorer.

Tel est le but de ce Traité qui ne s'adresse qu'aux hommes pratiques. — Notre tâche consiste à suivre pas à pas le cultivateur dans ses travaux, à lui indiquer, dans chaque circonstance, ce qui peut simplifier la main-d'œuvre, diminuer les frais et augmenter la production.

N'ayant pas la prétention de faire un livre savant, nous éloignons toute discussion et toute théorie, l'expérience seule est notre guide, et c'est au nom de l'expérience que

nous nous élevons contre la routine et les préjugés, que nous indiquons les innovations heureuses et que nous nous efforçons de propager les vérités utiles !

L'amélioration provient moins de la quantité que de la bonne direction du travail : il n'y a pas de terrains absolument stériles ; mais il faut savoir donner à chaque nature de sol la culture et les engrais qui lui conviennent. Les sables des rives de la Loire, les gâtines de l'Yonne, de la Nièvre et du Loiret, étaient, il y a quelques années encore, incultes et abandonnées depuis des siècles ; grâce à des travaux habilement dirigés et à la persévérance de quelques cultivateurs, ce sont maintenant des terres en plein rapport, quelques-unes sont même classées parmi les plus riches de leurs départements.

En considérant ces grands résultats, il ne faut pas perdre de vue qu'ils ne sont pas le produit de conceptions soudaines ni d'efforts intermittents, et qu'ils ne sont devenus possibles que par le perfectionnement des détails.

Une grande part est faite, dans ce Traité, à tous les arts accessoires qui sont la base de l'agriculture.

Au premier rang nous devons placer l'élève du bétail, dont le produit suffit, en certaines contrées, à défrayer le cultivateur : le choix de la nourriture, les mélanges économiques de fourrages, de grains et de légumes, les conditions de la salubrité pour les étables et bergeries font le sujet de chapitres détaillés. Nous avons cru devoir y joindre quelques notions de l'art du vétérinaire, qui permettront au cultivateur de parer à des accidents, souvent peu graves en eux-mêmes, mais que le manque de soins immédiats peut rendre dangereux.

Les autres parties comprennent la culture des jardins, de la vigne et des arbres fruitiers, la destruction des animaux et insectes nuisibles ; un calendrier agricole complet, indiquant les travaux de chaque mois pour les *champs*, la *vigne* et les *jardins*; la nomenclature des plantes médicinales et leurs propriétés ; enfin notre dernier chapitre contiendra un petit Traité d'apiculture, et nous ferons remarquer, à ce sujet, que l'art d'élever les abeilles, qui est en France loin de la perfection, donnerait, à ceux qui voudraient y consacrer leurs soins, des avantages que l'on ne paraît pas avoir encore su apprécier.

En un mot, nous croyons n'avoir rien négligé pour rendre ce livre aussi complet que possible, et nous espérons que l'expérience et la bonne volonté auront pu suppléer à ce qui nous manque du côté de la théorie et du talent.

GUIDE PRATIQUE
DU CULTIVATEUR,

OU

PRINCIPES D'AMÉLIORATION

DE LA

PROPRIÉTÉ RURALE.

PREMIÈRE PARTIE.

Agriculture.

La surface territoriale de la France est de 52 941 300 hectares.

La moitié à peu près, 25 581 600 hectares, est en terres arables;

Le huitième environ, 6 280 379 hectares, est en landes ou terres incultes :

6 780 622 hectares sont en bois;

1 719 032 hectares en vignes;

12 579 667 hectares sont en propriétés bâties, routes, chemins, fleuves, rivières, canaux, etc.

La culture bien entendue d'un territoire aussi considérable fournirait en produits alimentaires de quoi entretenir une population double de celle de la France.

Depuis 50 ans, l'agriculture, en France, a fait un grand pas; mais quelque grand qu'on veuille supposer le progrès, il est loin d'approcher de la perfection que l'agriculture est susceptible d'atteindre, et qu'elle n'atteindra probablement qu'à une époque très-éloignée, car l'amour-propre mal placé du cultivateur s'opposera longtemps encore aux innovations, aux améliorations de la culture, à la simplification du travail. C'est donc aux hommes intelligents, amis du progrès, à marcher en avant, à donner l'exemple.

Je sais par expérience qu'il est difficile, surtout à la campagne, de vaincre certains préjugés, certaines routines qui ont été transmis de pères en fils, de générations en générations.

Prétendre déraciner tout d'un coup ces vieilles habitudes serait peine et temps perdus ; prétendre les modifier avec le temps, c'est chose possible. Ce n'est donc qu'après des expériences souvent répétées qu'on pourra espérer des cultivateurs les plus raisonnables et les plus intelligents, un succès qui se fait attendre depuis bien des siècles. *Moins de peine, moins de frais et plus de produits :* voilà le but que nous désirons atteindre.

Nous avons pour nous guider les travaux de nos devanciers, et les expériences tant de fois réitérées du passé ; mais cela ne suffit point pour arriver au but désiré ; il convient encore que nous nous aidions du concours des hommes éclairés sur la matière, pris, soit chez nous, soit en Allemagne, soit en Angleterre et en Belgique, où les produits agricoles, à surface égale, sont bien supérieurs aux nôtres.

Il est impossible de traiter cette importante question d'une manière générale, attendu que les terrains dont se compose la surface de la France sont loin d'être de nature homogène. Chaque département, chaque contrée, chaque commune, chaque lieu dit, chaque parcelle même en quelque sorte, diffère sous ce point de vue de celle qui la précède ou qui la suit; chaque mamelon, chaque tertre diffère essentiellement de celui qui lui est contigu ; il en est de même des parties déclives, des fondrières, des terrains horizontaux, etc. Chaque terrain, selon les éléments qui le composent, réclame des soins qui doivent être en rapport avec sa composition géologique. Ainsi, une terre compacte, par exemple, ne demande pas à être traitée comme une terre légère ; les terres éveuses, argileuses, ne veulent pas non plus être traitées comme les terres friables ; une terre calcaire réclamera aussi des soins qui différeront de ceux qu'exigera une terre d'arène ou mélangée de gravier. C'est à l'étude de ces divers terrains qu'on a donné le nom d'agronomie ou théorie de l'agriculture, laquelle, jointe à la pratique, forme l'art agricole. Selon l'expression de Parmentier, ce sont deux flambeaux qui s'éclairent mutuellement; tous les deux sont indispensables au bon cultivateur, qui doit posséder les connaissances nécessaires pour bien cultiver et savoir les appliquer par la pratique.

Il y a des sols qui ne sont recouverts que d'une

toute petite croûte de terre végétale et d'humus à peine suffisante pour ne pas laisser le tuf à découvert. Un terrain placé dans des conditions aussi difficiles exige, pour être amené à l'état arable, des soins tout particuliers ; il faut d'abord qu'il soit défoncé, si le tuf le permet, ou qu'il soit fortement amendé si le sol ne le permet qu'avec désavantage pour l'agriculture.

Ce genre de travail, cette noble occupation mérite toute notre attention et réclame tous nos soins ; livrons-nous-y donc sans réserve, puisque de là dépend notre bien-être : la récompense suivra le travail de bien près.

Le premier des arts est sans contredit l'agriculture, qu'on peut appeler l'art par excellence, l'art utile et indispensable.

Jadis, en France, cet art sublime jouissait d'une médiocre considération. Aujourd'hui, grâce à des temps meilleurs, l'agriculture a pris parmi les arts industriels le rang qu'elle aurait dû toujours y occuper, comme procurant à ceux qui l'exercent la plus belle et la plus sûre richesse.

Voici sur cet art l'opinion d'un célèbre agronome des temps modernes, opinion qui sera longtemps partagée par tous les hommes raisonnables, à quelque classe de la société qu'ils appartiennent.

« Le travail de l'agriculture, dit-il, établit la puissance de notre nation d'une manière plus solide et plus durable que ne sauraient le faire toutes nos industries de luxe réunies, que d'autres peuples peuvent s'approprier; mais notre sol sillonné par l'active charrue, couvert de riches troupeaux, est une source permanente de richesses qu'on ne peut enlever. Si la population augmente, c'est au laboureur que la gloire en appartient; si le peuple a plus d'aisance, si sa chaumière est mieux construite, ses meubles plus commodes, sa table mieux garnie, c'est au travail du laboureur qu'il le doit. Honneur donc à l'homme des champs, dont la vie entière est une vie de fatigues et de dévouement! Honneur à la plus noble, à la plus utile des professions! »

Après cet exposé de faits si positifs, d'expressions si vraies, de félicitations si encourageantes, comment pourrions-nous ne pas nous livrer entièrement à la culture et travailler de tout notre pouvoir à son amélioration!

Le Gouvernement, qui veille avec une constante sollicitude à la conservation intégrale de la propriété, nous en facilite les moyens par les établissements agricoles, les fermes-modèles où nous pouvons puiser les enseignements les plus utiles.

Seulement il est à regretter que les comices aient été supprimés dans différentes localités ; car, à mon avis, ils auraient pu contribuer pour une large part au progrès. Nous appellerons donc de tous nos vœux l'attention si bienveillante du Gouvernement pour le rétablissement des comices partout où ils ont été supprimés, ne serait-ce que pour tenir en haleine les progrès agricoles qui ont encore besoin d'être encouragés.

Les propriétaires, les fermiers et les laboureurs à grandes cultures y trouveraient un avantage incontestable par suite de la stimulation ; les garçons laboureurs aussi, dans l'espoir, soit d'obtenir une prime d'encouragement quelconque, soit dans le but d'augmenter la rémunération de leurs services par leur bon travail, rivaliseraient de zèle et resteraient à l'envi les uns des autres dans une constante application à bien tracer une raie, un sillon, et à labourer aussi profondément que la nature du sol l'exigerait. Ainsi encouragés et applaudis par les hommes éminents qui président aux assemblées, flattés de voir figurer leur nom dans les journaux à côté de ceux d'agriculteurs distingués, ils chercheraient de tous leurs efforts les moyens d'augmenter les produits de la terre qui leur serait confiée.

Nous n'entrerons dans aucun détail pour développer les avantages qui résultent d'un bon labourage, tout propriétaire sait bien qu'une terre convenablement labourée rapporte plus qu'une terre qui est à peine grattée.

Dans la récolte, en général, le bon labourage y entre pour un tiers.

Du sol.

Avant de traiter l'ameublissement des terres, nous parlerons du sol : nom qu'on donne, en agriculture, à la couche de terre végétale dans laquelle les plantes se développent.

La matière première, composée uniquement des débris minéraux du globe, doit son origine aux grands cataclysmes qui, à plusieurs reprises, ont bouleversé le monde; aux eaux qui tombant en pluies torrentielles ont rongé petit à petit les montagnes, et en ont porté çà et là les débris après les avoir divisés et pulvérisés, et ont ainsi rempli de terre, de pierres, de cailloux, les vallées inférieures : telle est l'origine de la couche végétale. La main de l'homme a fait le reste. Aussi, voyons-nous toujours la terre végétale abonder dans les grandes vallées.

Plus tard, de nombreuses convulsions sont venues tour à tour changer la croûte terrestre, d'abord très-mince, puis successivement plus épaisse, puis enfin telle que nous la voyons aujourd'hui, très-épaisse, dépassant en certains endroits de quelques centaines de mètres la couche granitique, la première enveloppe du globe.

Indépendamment des quatre ou cinq grandes révolutions qu'on nomme cataclysmes, et qui ont chacune à leur tour bouleversé la surface de la terre et son enveloppe, nous avons encore les éruptions volcaniques, la cause des alluvions maritimes, attribuée aux mouvements et à la position du globe, et plusieurs autres causes encore cachées sous le voile de l'obscurité. Là, les couches superficielles sont brisées, enfoncées ou relevées; ailleurs elles se trouvent confondues.

Le tuf, dans certains endroits, est composé, en grande partie, de débris marins, de coquillages, de polypiers, de poissons, etc., etc., principalement sur les hauteurs. Il existe, dans plusieurs contrées du département de l'Yonne, des carrières qui doivent leur origine à ces débris, dont un grand nombre se trouvent encore à l'état fossile dans les affouillements : la couche granitique est probablement enfouie sous ces débris; tandis qu'en d'autres endroits du même département, dans l'arrondissement d'Avallon, par exemple, elle se trouve à découvert ou à peu près.

Quelques milliers d'années après tous ces bouleversements, on a vu croître à la surface du globe une infinité de végétaux de toute espèce; les plus simples d'abord, puis les plus composés : les herbes, les plantes arborescentes, les fleurs, les fruits et les graines pour les reproduire, nourris et formés d'aliments et d'éléments hétérogènes qu'ils puisent dans la terre et dans l'atmosphère ; puis viennent à leur tour les animaux terrestres, marins et volatilles, qui se nourrissent sur la terre, dans l'air ; ce sont toutes ces matières réunies, mélangées, triturées, qui forment la terre végétale où les plantes croissent et se développent, de sorte qu'il n'y a pas une parcelle, une molécule d'humus, quelque petite qu'on puisse la supposer, qui n'ait eu bien des fois un principe de vie quelconque appartenant au règne animal ou végétal, c'est-à-dire qui n'ait été homme, cheval, bœuf, poisson, oiseau, plante, etc., etc.

Les débris humains sont ceux qui sont les moins profondément enfoncés dans la terre, tous se trouvent dans la couche végétale, car en partant de la plus ancienne couche pour arriver à la surface, on ne trouve d'abord que des débris végétaux : la houille, la tourbe; puis des débris marins (fossiles), puis des débris d'animaux dont la plupart des races ont disparu du globe ou sont abâtardies; puis ensuite des débris humains, ce qui tendrait à prouver que l'espèce humaine est la plus récente de toutes celles qu'on trouve aujourd'hui sur le globe.

Quelques milliers d'années plus tard encore, l'homme réuni en société a su mettre à profit ces matières organiques, a pu tirer de la terre, avec plus ou moins d'avantage, les ressources dont il jouit présentement et qui composent son domaine.

Du sous-sol.

Le sol, avons-nous dit, est formé de trois éléments d'origine minérale, végétale et animale : l'élément minéral forme la base des terrains, les autres ne sont qu'une modification du premier ; c'est donc généralement dans cette couche superficielle que les plantes prennent leur accroissement. Il en est une autre placée immédiatement au-dessous du sol, que, pour cette raison, on appelle sous-sol : ce n'est autre chose que le tuf. Lorsque la couche végétale ne répond pas aux exigences de la culture, on peut, au moyen d'un labour profond, amener et mélanger avec le sol une partie du sous-sol; on augmente par ce moyen l'épaisseur du sol, et on donne à la terre une bien plus grande valeur. Il est cependant des cas où ce moyen doit être évité avec précaution comme un vice, c'est principalement dans les endroits où le sable affleure le sol. On voit que, dans bien des circonstances, les labours pratiqués avec méthode dans le sous-sol peuvent améliorer la terre. Ces sortes de labours, dans la première année, sont souvent aussi nuisibles que profitables aux produits, notamment lorsque le sous-sol renferme des principes peu actifs et peu propres à la végétation, mais on voit presque toujours disparaître ces principes peu végétatifs la deuxième année, c'est-à-dire après que la terre neuve a été soumise aux influences atmosphériques et combinée avec l'humus. Des essais de ce genre ont été entrepris avec succès sur divers points, par plusieurs agriculteurs distingués qui ont vu la végétation la plus active couronner leurs travaux.

Qualités du sol.

Nous résumerons en deux mots les qualités du sol. Le bon sol, à notre avis, est : 1° celui où la terre arable est d'une épaisseur convenable; 2° où elle est bien fumée, bien labourée; 3° appropriée aux récoltes qu'on veut obtenir.

Ainsi, que la terre soit noire, brune, grise, rouge, fauve, etc., toutes les fois qu'elle réunira les trois conditions ci-dessus énoncées, elle pourra être considérée de bon teint, quelle que soit la nuance qu'elle affecte. Il n'appartient qu'à des hommes peu versés en agriculture d'attacher de l'importance à la couleur de la terre, car sans l'oxide de fer et autres substances qui y sont mélangées elle serait de blanc pur, et la surface du globe nous paraîtrait blanche sans les différentes modifications que ces matières opèrent. Sa qualité ne dépend donc nullement de sa couleur, ni même des plantes qui y croissent naturellement. On pourrait dire seulement que les terres calcaires, lorsqu'elles se trouvent dans des conditions convenables, sont généralement les plus estimées, non pour l'abondance des produits, parce qu'elles ne sont pas les plus végétatives, mais pour la certitude des récoltes. Elles sont plus hâtives que les autres ; c'est parmi elles que l'on trouve ce qu'on appelle les terres sèches, chaudes et brûlantes. Elles sont toutes faciles à cultiver.

On reconnaît généralement qu'une terre est calcaire quand elle contient du carbonate de chaux, ou, pour parler plus simplement, lorsque les pierres qui forment le sous-sol, soumises à un grand feu, peuvent être calcinées ou mises en effervescence par le contact d'un acide quelconque.

La présence de l'*oseille rouge* ou *sauvage* annonce une terre végétale dégagée de tout principe calcaire;

De la *rave sauvage*, un sol composé de sables glaiseux et de glaises sablonneuses :

Du *pas d'âne*, une terre marneuse, argileuse et humide;

De la *sarrète des champs*, un bon terrain glaiseux : lorsqu'elle y croît en abondance elle est un indice de fertilité ;

La *ronce*, un sol de marne glaiseuse.

On reconnaît qu'une terre est acide ou de marais, et alors impropre à presque tous les végétaux utiles, quand elle rougit le papier bleu avec lequel elle est mise en contact. Ces terrains, auxquels on ne fait aucune attention, sont cependant susceptibles de recevoir une importante amélioration et de devenir très-bons en les recouvrant d'une épaisse couche de marne, laquelle étant composée d'argile et de chaux peut les rendre très-fertiles en se combinant avec leurs particules.

Certaines pierres appartenant au calcaire grossier se délitent l'hiver en petits feuillets par l'effet de la gelée ; jetées sur le sol, elles produisent un bon effet, car, dès la première année, elles se réduisent en une poussière grasse, impalpable, qui fertilise et augmente la couche arable.

Bon nombre de plantes, les céréales en particulier, préfèrent le sol calcaire à tout autre; le sainfoin, la luzerne, le trèfle, y croissent avec une rapidité peu commune, avantage qu'ils n'auraient pas sur les terrains éveux, crayeux, sablonneux et argileux purs.

Les légumineuses, les pommes de terre, les navets, les betteraves en particulier, et plusieurs autres plantes fourragères se développent aussi sur ce calcaire avec une rare rapidité et atteignent parfois des dimensions extraordinaires; les pommes de terre produites dans le calcaire sont plus chargées de fécule, de gluten que celles qui croissent dans la glaise, elles ont de plus l'avantage d'être très-friables, ou pour me servir de l'expression vulgaire, d'être très-farineuses et très-bonnes. Nous nous résumerons en disant que, parmi les plantes qui croissent avec avantage dans la terre calcaire, se trouvent les céréales, qui n'y acquièrent pas un grand développement il est vrai, mais qui y grainent bien; viennent ensuite les légumineuses, les fourragères, le colza, le tabac, etc., etc., dont nous parlerons plus loin.

Assainissement du sol et drainage.

Tout le monde sait combien de terres sont improductives ou rapportent peu par suite de leur continuelle immersion ou de la constante humidité qu'elles contiennent. Il en résulte des pertes considérables pour l'agriculture.

Le cultivateur comprendra combien il est de son intérêt d'assainir les terres qui se trouvent dans de pareilles conditions, en donnant un écoulement régulier aux eaux surabondantes: les moyens sont faciles et peu coûteux, surtout en raison des avantages réels qu'on en retire.

Les travaux d'assainissement consistent uniquement à ouvrir dans la terre une quantité de petites tranchées de 1 mètre 20 centimètres de profondeur, au fond desquelles on dispose bout à bout, engagés les uns dans les autres, des tuyaux cylindriques en poterie. Ainsi arrangés, on leur donne l'ouverture libre au point le plus incliné de la rigole, de manière que l'eau se jette dans un autre tuyau qui la perd, ou dans un trou d'épuisement. — On recouvre ensuite les tuyaux avec les terres d'extraction de la tranchée. Le sol, dégagé de ses eaux nuisibles par l'infiltration, se modifie vite et acquiert des principes de végétation dont l'influence exerce les plus heureux effets sur les terrains soumis ensuite à la culture.

Le drainage aujourd'hui n'est plus à l'état d'essai, partout les faits ont parlé, partout les expériences ont obtenu les plus grands résultats. Il est reconnu que les produits d'une seule année ont couvert, et au-delà, les frais de l'opération : ils peuvent assurer un bénéfice de 20 à 30 pour cent.

L'assainissement par le drainage a, en outre, l'avantage de permettre de faire les labours dans des terres meubles et d'y cultiver avec succès toutes les plantes fourragères, et la luzerne en particulier, qui ne peut souffrir les terrains humides ; on augmente ainsi ses produits de toutes sortes, en diminuant considéralement les frais d'exploitation.

Les prairies naturelles assainies ne produisent plus ni joncs, ni rauches, ni autres plantes marécageuses qui, ne possédant aucune qualité nutritive, ne peuvent servir à la nourriture des bestiaux. Elles ne donnent que des foins de choix n'ayant plus la moindre trace de rouille.

Les vignes soumises à l'opération du drainage sont préservées des gelées du printemps, des punaises ou gale-insecte, de la rouille, de la mousse, etc.

Les arbres acquièrent une vigueur extraordinaire; leur tronc, leurs branches ne sont plus rongés par la mousse; la sève se dégage, s'anime et l'écorce calleuse fait place à une écorce nouvelle et lisse; les racines se développent sous l'influence de l'air qui pénètre alors librement la couche végétale qui les enveloppe et leur donne une nouvelle vie.

En un mot, les effets du drainage sont incalculables.

Quoiqu'il nous paraisse à peu près superflu de désigner à l'attention du cultivateur les terrains qui ont besoin d'être assainis, nous lui indiquerons cependant les signes principaux auxquels on reconnaît la nécessité du drainage.

C'est lorsque l'eau séjourne à la surface du sol après la pluie;

Lorsque les labours du printemps ne peuvent se faire que tard, et que le bétail enfonce dans la terre; qu'elle s'attache aux pieds après le dégel et que les céréales et les plantes sont susceptibles d'être déchaussées et mises à découvert par la gelée;

Lorsque le pas d'âne, la mousse, la cochonnette, la sauge, etc., croissent sur le sol.

Dans l'opération du drainage, on se sert généralement de tuyaux ayant de 30 à 40 centimètres de longueur, 20 à 25 centimètres de diamètre intérieur, et environ 12 millimètres d'epaisseur. Leur pente doit être aussi rapide que possible. Leur espacement dépend de la nature du terrain et de la profondeur à laquelle ils sont enfouis. La ligne principale de tuyaux doit suivre la direction du plan le plus incliné, et les ramifications s'étendre en raison de l'état d'humidité du sol.

Amendements et engrais.

Les amendements et les engrais ont pour but : 1° d'alléger les terres compactes en leur donnant une porosité convenable qui permette l'introduction de l'air sur les racines des plantes; 2° d'augmenter le volume de l'humus dans les terres peu profondes; de donner du corps aux terres trop légères. Lorsqu'une terre est trop meuble on la rend compacte en y mêlant de l'argile et en l'amendant avec des fumiers gras; si, au contraire, elle a trop de corps, on la corrige avec du sable et du fumier de cheval.

Recherchons attentivement les moyens que pourraient employer les cultivateurs pour se procurer la plus grande quantité de fumier possible; les soins aussi qu'il conviendrait de prendre pour le maintenir dans des conditions convenables et pour en augmenter le volume en certaines circonstances.

L'engrais dont on se sert le plus communément est le fumier; c'est un composé de matières organiques contenant beaucoup de carbone et d'azote : éléments nutritifs essentiels et indispensables des végétaux en général.

Les matières qui concourent à la formation du compost ou tas de fumier, sont:

1° Les pailles des céréales : froment, seigle, orge et avoine; celles des légumineuses, pois, vesces, lentilles, etc.; celles des prairies artificielles, et enfin les débris des plantes fourragères;

2° Les foins avariés, détériorés ou de mauvaise nature, impropres à la nourriture des animaux, tels que joncs, rauches, etc.;

3° L'herbe sèche; et les feuilles des bois, les mousses, les lichens, les champignons, etc.;

4° Le crottin ou excréments des animaux qui fréquentent les routes et les chemins;

5° Les boues des rues, des chemins et des routes;

6° La chaux, les plâtras, les débris de chaux, les vieux mortiers faits à chaux et à sable;

7° Les pailleries ou chaume du seigle et du froment, les herbes nuisibles, de quelque nature qu'elles soient;

8° Les gazons, qu'on aura soin de faire macérer dans le purin ou jus de fumier, et qu'on mêlera ensuite avec le fumier;

9° Les cendres lessivées, les suies, les balayures des appartements, la tourbe, le tan, les débris de charbon de terre, etc.;

10° Le purin, engrais liquide composé de l'urine des animaux et de leurs excréments en dissolution;

11° Le marc où résidu du raisin, après en avoir extrait par la distillation les parties alcooliques qu'il renferme;

12° La gadoue, produit des fosses d'aisances, convertie en poudrette;

13° Le gypse ou plâtre;

14° La terre des chemins non empierrés.

On pourra former du tout un compost, qui, par l'ensemble des matières ci-dessus, produira plus d'effet que si l'on utilisait chaque chose séparément. En un mot, le laboureur intelligent ne devra négliger aucun moyen pour se procurer la plus grande quantité de fumier possible; c'est même sur la quantité plus ou moins grande d'engrais qu'il devra se baser pour son emblavure; car, emblaver sans fumer c'est peine et temps perdus, fumer par trop peu, c'est presque la même chose. Quinze à seize mètres de fumier par demi-hectare nous paraît une quantité à peu près suffisante.

Nous allons exposer succinctement les propriétés de chacun de ces engrais et stimulants en particulier.

Nous entendrons désormais par engrais toute matière d'origine végétale ou animale, liquide ou solide, et par stimulant toute matière qui, sans modifier la nature du sol, influe sensiblement sur la végétation : tel est le plâtre.

Pour faciliter l'intelligence de la nomenclature des matières ci-dessus, nous allons la rétablir avec quelques développements dans l'ordre numérique où nous les avons placées.

1° Les pailles des céréales, des légumineuses et des fourragères étant le plus communément employées en litière, et chacun de nous sachant l'usage qu'on en doit faire, nous nous dispenserons d'en parler; nous recommanderons seulement aux laboureurs d'en être soigneux le plus possible et de ne s'en dessaisir que lorsqu'un besoin impérieux le commandera, car, comme dit un ancien proverbe : *qui vend sa paille vend son grain.*

2° Foins avariés, détériorés ou de mauvaise nature, tels que joncs, rauches, etc.

Après les litières des pailles de céréales, etc., qui sont généralement préférées aux autres, tant par leur décomposition facile que parce que leurs tuyaux creux ou spongieux absorbent facilement le purin, viennent ceux des foins raucheux et des foins avariés, qui ont beaucoup d'identité avec les premières et qui, se trouvant dans les mêmes conditions, doivent leur être en tout assimilés. On comprend bien qu'on ne doit faire usage de ces foins, comme litière, que lorsqu'il est entièrement démontré qu'ils sont tout à fait impropres à la nourriture des bestiaux.

3° L'herbe sèche et les feuilles de bois, seules ou combinées avec d'autres litières, fournissent un excellent engrais, l'herbe surtout. Elle contient, à volume égal, plus de potasse que les engrais subséquents. Les mousses, les lichens, les fougères, les champignons, employés comme litière, quoique inférieurs de beaucoup aux pailles des céréales et aux foins avariés, ne sont cependant pas sans qualité, et comme tels, méritent l'attention des laboureurs. Les pailles des céréales venant à manquer, ou à être trop peu considérables, doivent être remplacées par cette dernière litière. La mousse, par sa nature spongieuse, entretenant une humidité constante dans le fumier, facilite la décomposition des matières dont il est formé.

4° Crottin ou fiente des animaux qui fréquentent les routes et les chemins.

Ces excréments doivent être ramassés avec le plus grand soin ; on ferait même bien d'enlever la terre imprégnée de la partie liquide de ces matières : elle est préférable au crottin lui-même, qui, n'ayant pas opéré sa fermentation, a non-seulement peu d'effet, mais expose encore les plantes à brûler. Il devrait en être ainsi de la terre des chemins et routes imprégnée aussi de l'urine des animaux : cette terre serait préférable au fumier le plus actif.

5° **Boues des rues, des routes, etc.**

Un amendement bien recommandable encore et duquel on ne tient aucun compte, est celui qui résulte des boues des rues, des routes et des chemins, composées en grande partie de matières végétales et animales.

Une courte réflexion suffira pour faire comprendre que les boues des routes et des rues fréquentées par les animaux, renferment à un plus haut degré les principes propres à l'alimentation des terrains que celles des routes et des chemins qui ne le sont pas. Un avantage non moins grand que celui que nous venons de signaler, est celui qui résulte du calcaire friable avec lequel quelques routes sont entretenues. Cette trituration, réduite en pâte boueuse, produirait sur un sol semi-argileux les mêmes effets que la chaux.

6° **La chaux, les plâtras, les débris de**

chaux, les vieux mortiers faits à chaux et à sable, etc.

La chaux, considérée comme amendement, ne convient qu'aux sols qui ne contiennent pas ou qui renferment peu de principes calcaires, mais ils sont en très-petit nombre.

Les plâtras qui diffèrent du plâtre sous plusieurs rapports ne doivent pas lui être assimilés; ils se trouvent la plupart du temps mélangés dans les démolitions avec d'autres substances, telles que terre d'arène, sable, chaux, etc., etc., ce qui modifie d'une manière sensible la nature de leur propriété comme amendement.

Ils ne doivent donc pas être considérés comme stimulants seulement; leur propriété mixte devrait les faire regarder comme amendements ou engrais, selon les substances qui entrent dans leur composition.

7° Les pailleries ou chaumes, etc.

Pour tirer tout le parti désirable des chaumes dans les pays où l'on moissonne assez haut pour permettre de les arracher, c'est d'en former la première couche de la litière des bestiaux ou de l'étendre, pendant l'hiver, dans les passages les plus fréquentés, afin de les réduire promptement en fumier. Mais en présence de la dépense que cette opération et les transports peuvent occasionner, nous conseillerons de les enterrer tout simplement sur place avec la charrue. De cette manière même ils augmenteront les sucs nutritifs par le carbone que leurs tubes absorbent et qu'ils communiquent à la terre.

8° Les gazons, etc.

Pour que la culture puisse tirer un parti avantageux des gazons, il conviendra, comme nous l'avons déjà dit, de les laisser macérer pendant quelques jours dans la fosse-à fumier, avec le purin, et de les amalgamer ensuite avec le fumier. Les nombreux essais faits sur les gazons ont pleinement justifié l'efficacité de leur emploi. En un mot, tous les végétaux peuvent servir d'engrais : ils sont moins actifs que les engrais animaux, mais ils durent plus longtemps lorsqu'on les mélange et qu'on les fait corrompre avec les substances animales et la chaux.

9° Les cendres lessivées, les suies, les balayures, etc.

Les cendres sont placées par les agronomes au rang des amendements stimulants, parce qu'elles ontiennent de la potasse et différents autres corps alimentaires, tels que l'alumine, la chaux, etc., etc.

Il y a plusieurs espèces de cendres : les cendres de bois, les cendres de houille et les cendres de tourbe.

Cette espèce d'amendement mixte paraît mieux convenir aux terrains humides qu'aux terrains secs. Les cendres se sèment à la volée sur le sol, comme le plâtre en poudre, et on doit, comme pour cette dernière substance, choisir un temps humide pour les semer.

Elles agissent puissamment sur le colza et les prairies artificielles : elles conviennent, du reste, à toutes les cultures; c'est aux abords du printemps qu'elles doivent être répandues sur le sol.

Leur action sur les plantes provient de la composition des sels qu'elles renferment.

Les cendres lessivées, qu'en certaines localités on appelle charrée, sont préférables à celles prises dans l'âtre, qui n'ont subi aucune modification. L'eau de lessive qui provient de ces matières est d'une grande fertilité : les eaux de savon même, dont on ne tient généralement aucun compte, peuvent produire de grands effets pour l'arrosage des arbres et de certaines plantes; mais il faut avant de s'en servir les couper, lorsqu'elles sont fortes, de trois quarts d'eau pure.

Les suies, les balayures, devront être amassées avec beaucoup de soin et placées sur le compost.

10° Le purin, etc.

Un engrais qui est aussi d'une grande importance, et duquel on fait ordinairement peu de cas, c'est le purin, formé de l'urine des animaux et de la partie liquide de leurs excréments, connu sous la dénomination de jus de fumier; cette substance jouit d'une propriété toute particulière, non-seulement en ce qu'elle facilite la décomposition des litières en fumier, mais aussi en ce qu'elle est chargée de certains sels qui, agissant énergiquement sur les plantes, en hâtent le développement.

Il fertilise, pour deux ans au moins, le sol sur lequel on le répand.

Le purin est principalement employé pour activer la végétation des prairies naturelles. Pour que cet engrais fût réparti sur le sol d'une manière à peu près égale, il conviendrait de se servir d'un arrosoir. On en retire aussi de grands avantages en le répandant sur les céréales au commencement du printemps.

Dans plusieurs établissements agricoles du département de la Nièvre, l'aire des étables forme deux plans légèrement inclinés, dont la jonction aboutit à un bassin pratiqué en aval et en dehors de chaque étable pour recevoir le purin, qu'on laisse fermenter pendant plusieurs jours avant de le répandre sur le sol. On a même soin, pour en augmenter la quantité, de laver l'aire des étables. On recuille le produit du lavage dans le même bassin.

Dans le cas où nos agriculteurs voudraient faire usage du purin, nous leur recommanderons de ne pas le répandre pur sur les plantes en végétation : il leur donnerait une trop grande activité et rongerait leur tissu, ce qui leur serait plus nuisible que profitable. On le mélange avec moitié d'eau.

11° Le marc, après sa décomposition, peut, comme engrais léger, être utilement employé dans les jardins et dans les pépinières : il remplace avantageusement le terreau.

12° La gadoue extraite des fosses d'aisances, plus particulièrement connue dans le commerce sous le nom de poudrette, lorsqu'elle est passée à l'état pulvérulent.

On ne tire, en général, guère parti de la gadoue, parce qu'on surmonte difficilement la répugnance que cause l'odeur désagréable qui s'exhale des lieux d'aisances. Tout le monde connaît cependant les effets extraordinaires qu'elle produit, employée avant son entière fermentation et surtout à l'état liquide. Voici un moyen bien simple et économique de faire cette opération : on se sert d'un tonneau dont on perce l'un des bouts d'une quantité de petits trous ; on le met sur une charrette et on l'emplit d'un tiers de matière et de deux tiers d'eau, que l'on délaie bien avant l'arrosage qui se fait par le fond troué. Si l'on veut garnir plus d'espace à la fois on met deux tonneaux de front à côté l'un de l'autre : de cette manière on peut amender un champ de plus d'un hectare en moins d'une heure, et s'assurer une récolte prodigieuse. Si cette manière répugne par trop il est facile d'obvier à l'inconvénient de la mauvaise odeur, par les moyens de désinfection employés pour toutes les matières en putréfaction. Ces moyens sont : l'humus réduit en terreau, la chaux vive et le charbon réduit en poudre, qui, lui-même, est un stimulant, avec lesquels on recouvre d'une couche de 3 à 4 centimètres la surface des latrines.

On sème la poudrette à la volée, comme la cendre et le plâtre pulvérisé; ses effets ne se font guère sentir au-delà de la première année.

13° Le plâtre, etc.

Les plantes auxquelles le plâtre convient le mieux sont : les sainfoins, les luzernes, les trèfles, à toutes les prairies artificielles, de quelque nature qu'elles soient. Il convient aussi aux légumineuses, telles que vesces, pois, lentilles, haricots, etc., sans oublier les chènevières, qui, après cette opération, croissent avec une telle rapidité qu'on pourrait en quelque sorte suivre de l'œil les progrès de leur accroissement.

On craint de plâtrer les haricots, les pois, les lentilles, parce qu'on prétend que le plâtre les empêche de cuire, sans s'inquiéter que cela peut venir de l'eau. Dans ce cas, il suffit d'ajouter un peu de soude ou de potasse à l'eau destinée à faire cuire ces légumes.

Les localités qui ne possèdent ni plâtre ni marne peuvent employer la craie qui est aussi un calcaire possédant des éléments nutritifs; mais il faut avoir soin de la répandre et de l'enterrer par un beau temps pour éviter que la pluie la réduise en bouillie et empêche ainsi son mélange régulier avec la terre.

La découverte du plâtre, qui tient un des premiers rangs parmi les découvertes modernes, est due au célèbre Franklin, qui a enrichi son siècle d'une foule de découvertes précieuses et qui, à force de persévérance, est parvenu à vaincre la répugnance des gens de la campagne pour les innovations heureuses, avant-courrières diligentes du progrès.

On peut employer indifféremment le plâtre cru ou calciné et même les débris purs de plâtre provenant de démolitions ou autrement, pourvu qu'ils soient réduits en poudre fine, comme le plâtre qu'on sème à la volée par un temps humide sur les végétaux précités, lors, toutefois, qu'ils ont acquis déjà une certaine consistance, un certain accroissement.

Le volume de plâtre à répandre sur une terre doit être le même que le volume ou la quantité de grain qu'il faudrait pour l'ensemencer à blé.

Il est évidemment reconnu que le plâtre, composé de chaux et d'acide sulfurique, active et développe d'une manière tout à fait sensible la végétation, et, par une conséquence toute naturelle, augmente dans le même rapport les produits du sol sur lequel on le répand dans une proportion convenable.

Malgré les propriétés incontestables du plâtre, il serait peut-être prudent de ne pas en être trop prodigue dans les localités où le sol est sec et léger. On peut même se dispenser de plâtrer les terrains arénacés et ceux formés du détritus des carrières, surtout lorsque ces terrains se trouvent placés sur les parties déclives des coteaux brûlants et presque arides; on donnerait aux plantes qui s'y trouveraient une activité factice qui disparaîtrait aux premiers rayons du soleil.

On ne peut guère préciser d'époque pour le plâtrage. Le laboureur doit attendre, pour cette opération, que les végétaux sur lesquels le plâtre doit être répandu couvrent la terre; il doit choisir, pour le semer, ou un temps humide, ou une grande rosée.

Il est d'usage dans quelques départements de le répandre sur les trèfles, les luzernes et les sainfoins vers la mi-avril.

Il ne hâte pas l'épuisement du sol, comme on le prétend, si on a soin de récolter verts les produits sur lesquels on le répand ; il n'épuise le sol que lorsqu'on laisse venir ces plantes à complète maturité pour en recueillir la graine ; mais il est reconnu que plâtrer plusieurs fois de suite un terrain sans le fumer, c'est lui donner une activité momentanée qui hâte sa stérilité.

14° La terre des chemins non empierrés, etc.

Cette terre doit être enlevée aussi profondément que la nature du sol le permet et être déposée en talus de chaque côté du chemin sur lequel on l'extrait pour tenir lieu de haies, et être remplacée par des pierres ramassées dans les champs, qui, malheureusement, sont très-communes dans bien des localités ; la culture y gagnera doublement. Cette terre, après avoir été soumise aux influences atmosphériques, pourra être transportée dans les champs, pour être mélangée à la terre arable. Il en sera de même des boues provenant du curage des puits, des mares, des citernes, et surtout des trous où l'on a fait rouir le chanvre.

Les substances animales sont des engrais qui peuvent être rangés en première ligne pour la fécondité de la terre : les os amollis par la chaux vive et pulvérisés, les abats, les issues de boucherie, mêlés même en petite quantité à la terre, le crin, le poil, la laine, les résidus des salines, des tanneries, des raffineries de sucre, les vieux cuirs, etc. La décomposition de toutes ces matières est facile par l'emploi de la chaux.

Il est très-important de remuer le fumier de temps à autre pour le soumettre au contact de l'air qui l'augmente en poids et en qualité, attendu que par ce moyen il se forme une plus grande quantité de nitre.

Si les substances qui font partie de la formation des compost sont d'une décomposition difficile, on l'activera en l'arrosant avec des urines et de l'eau de fumier ou avec une addition de chaux dont la quantité sera augmentée en proportion des acides que ces matières contiennent.

Les compost exercent une telle influence sur les céréales, qu'en les y épandant on voit reverdir et renaître celles qui ont souffert de l'hiver, soit par la gelée, la sécheresse ou l'humidité.

Le fumier étant la base la plus essentielle de l'agriculture, nous n'indiquerons jamais assez de moyens pour en augmenter la quantité. Nous engagerons donc, dans ce but, à nourrir le plus possible les animaux à l'étable; on a remarqué que, par ce moyen, on obtient quatre fois plus d'engrais que lorsqu'on les envoie chercher leur nourriture dans les champs ou dans les bois, et que les vaches y donnent plus de lait ; mais il leur faut accorder au moins trois ou quatre heures de liberté par jour. Cette mesure ne pourrait être prise à l'égard des moutons, qu'il est indispensable de nourrir à l'air plusieurs fois dans la journée, lorsque le temps le permet.

Nous devons faire remarquer que le fumier qui résulte des pailles de céréales et des légumineuses est préférable à celui qu'on obtient par les herbes sèches et les feuilles des bois, les mousses, les lichens, etc., de même que l'herbe des champs contient plus de sucs nutritifs que celle des bois, de même aussi le fumier provenant des premières est préférable à celui qui résulte de l'herbe des bois.

On comprendra facilement que plus la litière sera abondante dans une étable, moins le fumier en provenant aura de valeur, parce que les excréments qui concourent à sa formation seront en plus petite quantité, à raison du volume de litière. Quoi qu'il en soit, il est encore plus avantageux de ne la pas ménager lorsqu'on en possède suffisamment ou qu'on peut s'en procurer facilement. Nous ferons connaître aussi que le fumier provenant d'animaux bien nourris est préférable à celui qu'on retire des animaux rachitiques, qui ne mangent que de la paille sèche ou d'autres substances peu nutritives, indépendamment qu'il le surpasse de 7 ou 8 fois en abondance.

Pour augmenter le fumier, on est encore dans l'usage, en certaines localités, de déposer sur l'aire des étables une assez grande quantité de terre qu'on retire ensuite, quelques mois après, pour la transporter dans les champs. Cette terre imprégnée des principes fertilisants du purin produit sur le sol des effets remarquables.

Établissement des fumiers.

On devra, pour l'emplacement des compost, choisir autant que possible un terrain horizontal ou approchant, ou l'y amener par une coupe en déblai. On doit éviter aussi de les placer sur des terrains perméables, c'est-à-dire qui se laissent trop facilement pénétrer par l'eau. Les causes s'expliquent d'elles-mêmes : dans le premier cas, le purin, essence du fumier, court risque d'être entraîné par les grandes pluies, et, dans le second cas, il pénètre le sous-sol et reste sans effet pour le propriétaire.

On devra même pratiquer en aval du terrain une fosse de 45 à 50 centimètres de profondeur, d'une largeur telle que la capacité de ces fosses puisse retenir les eaux pluviales et les empêcher, par ce moyen, d'entraîner avec elles la partie la plus active du fumier.

Tout l'amalgame liquide contenu dans la fosse sera, dans la saison sèche, rejeté sur le tas, afin d'éviter la moisissure et de faciliter la décomposition des matières dont il est formé. On doit, autant que possible, placer le fumier sur une aire horizontale disposée à cet effet ou qui serait légèrement inclinée vers le bassin où s'écoule le purin.

S'il n'était pas possible non plus de placer le compost ailleurs que sur un terrain perméable, il serait nécessaire, pour éviter l'infiltration du purin à travers les couches inférieures de ce terrain, de pratiquer sous l'aire du fumier un conroi en terre glaise. On ne doit pas non plus, pour l'emplacement du fumier, choisir un terrain trop bas où l'engrais serait toujours dans une constante immersion, et encore moins un terrain sur une pente un tant soi peu raide : la position serait encore plus désavantageuse que dans les cas précédents. Les grandes eaux, en l'immergeant, entraîneraient dans leurs cours le purin et les parties semi-molles des excréments des animaux, encore mal amalgamées avec la litière. Aussi voit-on, à la suite d'un orage un peu considérable, les ruisseaux voisins des fumiers rouler une eau roussâtre semblable à une infusion de café torréfié. On comprendra facilement que le fumier placé dans des circonstances aussi défavorables doit être d'une très-médiocre valeur.

Le fumier bien corrompu jouit de deux propriétés importantes et qui paraissent opposées l'une à l'autre : celle d'abord d'ameublir les terrains compacts et de donner de la consistance, de la compacité aux terrains trop légers. Il rend aussi les terrains serrés plus perméables à l'eau, à l'air et aux autres influences atmosphériques, et facilite, par ce moyen, la pénétration des racines des plantes dans la couche arable; il conserve la fraîcheur aux terrains secs, et son contact avec l'air réchauffe la terre.

Dans un sol chaud et léger, le fumier se décompose bien plus vite que dans une terre froide, éveuse ou argileuse, et ses effets sont immédiats, tandis que ces dernières permettent difficilement la décomposition du fumier en humus. Dans aucune contrée le sol n'a la même profondeur ni ne possède les mêmes propriétés géologiques. En effet, dans un endroit, il est lourd et argileux, dans un autre, il est léger; là il est froid et humide, plus loin il est sec et brûlant; ici c'est un roc impénétrable, là un terrain sablonneux, recouvert d'une toute petite couche de terre végétale souvent mêlée d'arène, etc.

Lorsque l'humus reste constamment dans l'humidité, il s'y forme un acide qui le rend impropre à la nourriture des plantes. On peut lui donner sa qualité naturelle en le dégageant de cette humidité par l'opération du drainage ; alors il perd son acidité et peut féconder la terre.

Ces divers terrains exigent, pour être exploités le plus avantageusement possible, quelques essais, quelques observations que l'expérience de quelques années viendra sanctionner, improuver ou confirmer.

« L'importance des engrais dans la production agricole, dit Franklin, est trop généralement reconnue, pour que nous cherchions à la démontrer. C'est de la quantité d'engrais dont pourra disposer le cultivateur que dépendront les bénéfices qu'il retirera de son exploitation. Les dépenses de culture et de semence sont aussi fortes pour un terrain pauvre que pour un terrain riche, suffisamment pourvu d'engrais, mais ce dernier fournira une bien plus grande quantité de produits, et c'est toujours à atteindre ce but que doivent concourir tous les efforts du cultivateur. Il est donc vraiment fâcheux de voir combien la plupart d'entre eux apportent peu de soins à créer et bien conserver les engrais. »

Pour ne pas perdre son temps et sa peine, son grain et sa terre, le laboureur sage ne devrait jamais emblaver qu'en raison de son *fumeriou* (expression picarde).

Le reproche que paraît faire l'agronome à la majeure partie des cultivateurs est trop fondé, pour que nous ne l'appliquions pas à tous ceux qui croient que lorsque le fumier est retiré de l'étable et placé sur le compost, tout est fini ; il n'en est pas ainsi. Ils ne s'imaginent pas que, durant les grandes sécheresses, il est utile, comme nous l'avons déjà dit, si l'on veut éviter la moisissure, de l'arroser sans cesse, principalement celui qui provient des moutons, des chevaux, des mulets et des ânes. Sans cette précaution, il s'échaufferait et serait de peu de valeur.

Nettoyage des étables.

Certains laboureurs sont encore dans l'usage de laisser accumuler le fumier dans les étables, sous prétexte de tenir plus chaudement les animaux pendant la saison d'hiver. Cette mesure est vicieuse, elle peut influer grandement sur leur santé : d'abord les miasmes qui s'exhalent des matières en fermentation et que respirent les bestiaux dans des lieux souvent mal aérés, où l'air n'est renouvelé que lorsqu'on ouvre les portes des étables, les prédisposent à des maladies dangereuses dont on va chercher la cause bien loin, tandis qu'on l'a sous les yeux; ils l'attribuent, la plupart du temps, à des sortilèges, sans penser qu'elle vient uniquement de leur imprévoyance.

Tout le monde sait, d'ailleurs, que lorsque nous passons subitement d'une température très-élevée à une température basse, *et vice versâ*, nous éprouvons un malaise, une incommodité qui pourrait avoir pour nous des suites fâcheuses, si l'on n'y apportait de prompts remèdes; il en est de même à l'égard des animaux.

Les étables occupées par les chevaux, les mulets et les ânes, devraient être nettoyées, sinon tous les jours, du moins tous les deux ou trois jours; ces animaux s'en porteraient beaucoup mieux et seraient moins engourdis.

Cette mesure n'est pas rigoureuse à l'égard des moutons, dont les excréments secs ne hâtent pas la décomposition des litières et n'excitent par conséquent pas la fermentation.

Nous ne partageons pas non plus le préjugé absurde de certaines gens de la campagne qui croient que pour engraisser les animaux il faut les laisser croupir dans la fange. Erreur. L'expérience la plus positive est venue cent fois prouver le contraire.

Le manque d'air, de jour, influe beaucoup

aussi sur la santé des animaux; il ne peut jamais y avoir trop de jour dans les étables; souvent les maladies résultent du manque d'air. Des troupeaux entiers de moutons ont péri par ce vice, et nous voyons encore tous les jours, dans nos étables, des animaux malades ou languissants, qui sont d'une maigreur extrême, sans qu'on puisse savoir d'où provient leur malaise, qui est souvent attribué à des maléfices.

Répandage du fumier.

Le fumier devra être répandu sur le sol avant les semailles et enterré le plus promptement possible, en ayant soin de le distribuer suivant sa nature et la composition du terrain. C'est ainsi que le fumier de cheval, dont l'action est beaucoup plus active que celui des autres animaux, par la chaleur qu'il contient, doit être donné aux terrains froids et argileux. Le fumier de cochon est aussi très-actif; mais il faut qu'il soit bien soigné pour pouvoir être employé seul.

Le fumier des bêtes à cornes étant d'une action plus lente, convient davantage aux terrains chauds et légers.

Le fumier de mouton et de chèvre convient aussi de préférence aux terrains froids. Il exige des soins particuliers pour être amené au point de s'en servir utilement. Pour que la décomposition s'opère convenablement, il doit être entretenu dans un état presque constant d'humidité ; car autrement, il s'échaufferait, moisirait et perdrait ainsi sa substance nutritive. Il produit des effets plus prompts mais moins durables que les autres fumiers.

Dans plusieurs contrées on épand le fumier après les semailles : ce mode de procéder est vicieux, parce que le soleil en le desséchant le réduit au quart de son volume et en absorbe les sucs alimentaires ; si, au contaire, on l'enterre de suite, il conserve toutes ses propriétés qu'il communique au sol en s'y incorporant. Ce mélange a encore l'avantage de lui retirer sa première chaleur qui brûle les plantes et les arrête dans leur végétation, ou qui, les faisant croître avec trop de vigueur, les dispose à verser.

Quelques auteurs ont pensé que les fumiers épandus sur le sol après avoir opéré leur fermentation, ne perdaient rien de leur valeur en passant l'hiver exposés aux influences atmosphériques. L'expérience nous ayant démontré le contraire, nous ne partageons pas cette opinion.

Il est cependant bon de dire qu'il doit y avoir exception à l'égard des prairies naturelles et artificielles encore en végétation : les résultats ont même confirmé l'efficacité de cette mesure.

Quelques cultivateurs sont encore dans l'usage d'employer le fumier au sortir de l'étable ou sans lui donner le loisir de fermenter sur le tas : cet engrais serait employé en pure perte, ou à peu près, sur les terrains secs, et présenterait le grave inconvénient de faciliter la germination des graines provenant des mauvaises herbes qui se trouvent dans la litière. Nous en proscrivons donc l'usage, excepté pour les terres argileuses et éveuses où il donne d'excellents résultats.

L'amendement par le parcage a-t-il d'autres avantages que celui d'épargner les frais de transport des engrais? Nous ne le pensons pas, attendu que le parcage en plaine est nuisible à la santé des bêtes à laine. Il ne pourrait donc, à notre avis, être rigoureusement exercé que sur les terrains en montagne et inaccessibles aux voitures et aux bêtes de charge.

Végétaux.

Les végétaux sont composés d'un tissu mou formé de cellules, puis de tubes creux et transparents appelés vaisseaux qui servent à conduire les sucs de la plante; enfin de filets solides nommés fibres destinés à donner de la force à certains organes.

Les plantes sont donc des êtres organiques dépourvus de sensibilité, incapables de mouvements volontaires, et ne pouvant que vivre et se reproduire.

Les organes de la nutrition sont les racines, les tiges et les feuilles; les organes de reproduction sont les feuilles, les branches, les fleurs, les fruits et les graines.

Les plantes tirent leur nourriture du sol et de l'atmosphère. C'est par l'extrémité des filaments de la racine qu'est absorbée dans la terre l'eau qui contient en dissolution les véritables principes alimentaires. C'est par les feuilles qui sont criblées de pores que la plante puise dans l'atmosphère d'autres éléments substantiels. Ces éléments nutritifs pour les végétaux sont introduits à l'état fluide ou gazeux. Parmi les racines des plantes, il en est quelques-unes qui sont employées dans l'économie domestique; telles sont les pommes de terre, les navets, les salsifis, les carottes, les betteraves, etc., etc. (*Nous en traitons en particulier au chapitre des plantes.*)

Les végétaux sont herbacés ou ligneux.

Les végétaux herbacés sont ceux dont les parties n'acquièrent jamais la consistance du bois et qui meurent après avoir fructifié;

Les ligneux, au contraire, sont ceux dont la tige est perpétuelle et qui ont le tissu du bois: ils sont annuels, bisannuels et vivaces;

Annuels ceux qui naissent et meurent dans la même année; tels sont les céréales et les légumineux;

Bisannuels ceux qui ne meurent que la seconde année, tels que les betteraves, les choux, les navets, etc.;

Vivaces ceux dont la durée est indéterminée, tels sont la pomme de terre, le poireau, les prairies naturelles, etc.

Ameublissement du sol.

Après avoir énuméré les sortes d'engrais par lesquels les cultivateurs peuvent enrichir leurs terres, nous ferons remarquer qu'il est indispensable que celles disposées pour l'emblavure soient dans un état arable, d'abord dégagées de tous corps pierrieux, et préparées, en quelque sorte, de manière à pouvoir être bêchées, si cela était nécessaire : ce qui explique assez que le sol doit être défoncé jusqu'à 25 centimètres au moins, et dépourvu de toutes les herbes nuisibles qui l'altèrent, qui estropient même les moissonneurs qui ne s'en défient pas. Les herbes les plus nuisibles sont connues, dans plusieurs contrées, sous le nom impropre de *tendrons piquants*, de *tendrons blancs*; leurs racines sont quelquefois implantées dans le tuf jusqu'à la profondeur de 50 centimètres à 1 mètre; coupées au-dessous de la couche végétale au moment de la première végétation, elles meurent pour la plupart dans l'année : c'est, nous pensons, le meilleur moyen de les extirper, de les détruire.

Il en est parmi ces dernières qui, quoique annuelles, ont beaucoup d'identité, de ressemblance avec les *tendrons blancs ;* les laboureurs les désignent sous le nom de *tendrons jaunes*, de *petits tendrons*, de *pourpier sauvage*, *etc.* Ces plantes présentent le désavantage d'étendre leurs nombreux rameaux sur les céréales qu'elles finissent par étouffer. On doit donc avoir soin de les détruire avant que leur graine ait atteint une complète maturité, car le sarclage, au lieu de les faire disparaître, les multiplierait par la semence répandue.

Il est facile de reconnaître, d'après cette description, que ces plantes font partie de celles qu'on appelle vivaces, c'est-à-dire qui vivent un nombre indéterminé d'années, et que n'appartenant pas aux espèces annuelles qui croissent et meurent dans une année, en détruisant seulement la graine on ne guérirait pas le mal, on ne ferait que le pallier.

Ne pas oublier l'émottage avant les semailles, car le germe ne pouvant pénétrer les mottes, périt faute d'air : la terre la plus riche a besoin de recevoir les influences de l'atmosphère pour rester fertile ; elle en tire les substances avec lesquelles elle doit se combiner pour se transformer en sucs alimentaires. Il n'y a que les terres meubles qui puissent recevoir cette influence, puisqu'elles seules peuvent se mettre en contact et en action avec les particules qui le composent. L'absorption des substances aériformes ne peut avoir lieu que par un sol parfaitement remué; les germes couverts par les mottes ne sauraient donc jouir de ce principe de vie. Dans ce cas il y aurait perte évidente pour le cultivateur. En un mot, la terre doit être dans un état d'ameublissement complet avant de recevoir l'engrais, base unique de l'agriculture en général, lequel ne peut exercer son action sur le sol, si celui-ci n'est disposé de manière à le recevoir et à en profiter.

Ainsi, pour nous résumer, nous dirons de nouveau que la terre disposée pour l'emblavure doit être épierrée, défoncée de manière à offrir une couche arable de 25 centimètres au moins au-dessus du sous-sol ; qu'elle doit être aussi dépourvue de toutes plantes et racines nuisibles; qu'en un mot elle doit être dans un état tel, qu'il fût possible de la bêcher si cela était nécessaire.

En suivant ces indications et en fumant dans

les conditions que nous avons déterminées, on pourrait, sans accidents préalables, être assuré d'une riche et abondante récolte; sans ces soins réunis, le laboureur ne peut espérer qu'une récolte secondaire et incertaine.

Il est à remarquer aussi que plus l'emblavure sera belle, moins les fortes chaleurs seront susceptibles de pénétrer la racine des céréales, qui sera toujours entretenue d'une fraîcheur suffisante jusqu'à complète maturité; la belle emblavure résistera mieux aux températures extrêmes : aux grandes gelées comme aux grandes chaleurs.

Écobuage ou brûlis.

Certaines parties de notre sol, les meilleures en quelque sorte, sont susceptibles de produire une forte couche d'herbes, qu'on ne peut détruire radicalement par le sarclage, c'est le chiendent et le pourpier sauvage mêlés à d'autres plantes vivaces. Il convient, pour se défaire de ces herbes nuisibles, de les faire sécher, les mettre en petits tas et de les brûler. Le feu s'étend sur la superficie du sol et en réduit les parties intégrantes en une sorte de gravier qui rend la première couche plus légère. C'est cette façon qu'en Picardie on appelle écobuage.

Comme il se trouve de la chaux et d'autres parties stimulantes dans la décomposition des végétaux, on doit en conclure qu'elle est un bon moyen de fertilisation. Les cendres, résidu de l'écobuage, dispersées dans les champs, produisent d'excellents effets. Cette opération, tout en détruisant les mauvaises herbes, a encore le double avantage de bonifier la terre et de détruire les insectes, les larves et couvains qui s'y trouvent.

Humus.

On appelle ainsi la partie de la terre ou terreau qui se trouve plus ou moins mélangée avec la terre végétale, l'enveloppe supérieure du globe; il est composé uniquement du détritus des plantes et de la décomposition des matières animales. Ses propriétés varient selon les corps qui l'ont produit. Celui qui provient des matières animales, c'est-à-dire où elles dominent, est plus actif que celui qui résulte de la décomposition des végétaux, décomposition lente et difficile qui parfois ne s'effectue qu'après plusieurs siècles et qui, probablement, n'aurait jamais lieu si les matières végétales n'étaient soumises aux influences atmosphériques : exemple, la tourbe et autres substances marécageuses.

Lorsque l'humus manque sur un sol, on est obligé d'y suppléer par des terres rapportées, mélangées de fumier, autrement ce sol resterait infertile.

Labour.

Le labour consiste à remuer la terre pour ameublir le sol de manière que les racines des plantes reçoivent plus facilement les influences atmosphériques et ne rencontrent pas d'obstacles à leur direction; il sert aussi à détruire les mauvaises herbes et à enterrer les amendements.

Il y a en agriculture quatre principaux modes de labours : à petits sillons, à gros sillons, à hâtées et à plat.

Le mode à plat est généralement le plus usité.

Si l'on veut avoir des sillons, il faut les faire larges; il me semble que les plus larges sont les meilleurs, parce qu'ils diminuent le nombre des intervalles et augmentent la surface fertile; ils s'assimilent, pour ainsi dire, à la culture par hâtées, sorte d'intermédiaire entre le sillon et le labourage à plat.

Le grand inconvénient encore des petits sillons élevés, c'est que sur un sol léger le sillon se déforme en hiver, au moment du dégel, et laisse à découvert la racine des grains qui se trouvent placés sur les parties latérales du sillon, ce qui les expose à être détruits par les gelées qui surviennent, ou plus tard les grandes chaleurs. Cependant dans les terrains humides et argileux qui conservent l'eau tout l'hiver, les petits sillons sont préférables, attendu qu'ils forment des espèces de petits fossés dans lesquels les eaux s'écoulent : le grain n'étant plus constamment submergé n'est pas exposé à pourrir. C'est seulement dans ce cas que les petits sillons sont préférables.

Il faut herser les terres fortes après l'hiver sur les labours à plat pour dégager la pousse, et rouler les terres légères pour tasser les racines qui ont été déchaussées par les gelées.

Assolements ou rotations.

Les assolements, connus plus généralement

sous le nom de tournures, consistent dans la manière de distribuer les emblavures.

Le mode de distribution, dans quelques localités, est de laisser une partie des terres, un tiers environ, en jachère, où la terre demeure improductive pendant une année, excepté quelques parcelles, les plus rapprochées des habitations, dans lesquelles on rencontre parfois des pois, des lentilles, des pommes de terre, des raves, etc.

Une seconde partie est mise à blé-froment, seigle, méteil, escourgeon et colza, celle précisément qui était restée en jachère l'année précédente, et la troisième partie enfin est emblavée en orge ou avoine; c'est ce genre d'assolement qu'on appelle triennal.

En bonne exploitation, on ne peut pas avoir moins d'un quart des terres en prairies artificielles, mais comme on a généralement beaucoup plus de terrain qu'il n'en faut, on pourra en avoir au moins un tiers; un autre tiers en jachères qu'on utiliserait en légumineuses et en fourragères, tels que choux, choux-raves, raves, navets, carottes, betteraves, pois, lentilles, haricots hâtifs, vesces, etc. On transformerait par ce moyen les meilleures jachères en jardins potagers : là les légumes seraient de meilleure qualité, plus sains, plus beaux, plus vigoureux que ceux qui croissent dans les jardins ombragés par des arbres et par les bâtiments auxquels ils sont presque toujours contigus. Ces jardins nomades n'éprouveraient pas non plus le grave inconvénient de ne produire que des plantes étiolées, presque toujours dévorées par les chenilles, les limaçons et autres insectes qui ne se plaisent que dans les lieux humides et très-ombragés.

La plupart de ces produits, les légumineuses principalement, seraient toujours déblayés avant les semailles d'automne, ce qui pourrait permettre d'emblaver à blé les terres qu'elles auraient occupées, et l'autre tiers restant serait emblavé en mêmes céréales, orge, blé de mars, etc.

Résumons-nous. Un tiers du terrain devrait être occupé par les prairies artificielles, un autre tiers en jachères, lesquelles seraient emblavées en légumineuses et en fourragères, ensuite à blé, et l'autre tiers en céréales du printemps, blé de mars, orge et avoine.

Si, dans la plupart des localités, on ne donnait pas à la terre une année de repos sur trois ou quatre, les cultivateurs croiraient leurs intérêts compromis. Nous voyons donc que, dans les circonstances les moins défavorables, ils perdent un tiers de leur revenu : voilà un manque de gain sans compensation. Que le cultivateur se persuade bien que la terre ne s'épuise jamais, pourvu qu'on sache lui rendre par l'engrais, par l'amendement et la culture, ce qu'elle a perdu par la production, et qu'on apporte quelques variétés dans les plantes qu'on lui confie. A preuve, les jardins qui produisent tous les ans, les terrains des environs des villes, par suite de la culture soignée qu'ils reçoivent, donnent une récolte tous les ans. Dans le Brabant, dans le Palatinat et dans plusieurs autres contrées de l'Allemagne on suit ce mode de culture.

Cependant plusieurs agriculteurs regardent la jachère comme la base d'une culture sûre et qui promette des bénéfices certains. C'est du reste le mode généralement suivi en France, quoique rien ne parle en sa faveur.

Nous avons reconnu que bien des terres emblavées à seigle pourraient très-bien, sans inconvénient, l'être à blé; mais pour ne pas rompre ex abrupto avec leurs anciennes habitudes, les cultivateurs pourraient, ce me semble, les mettre en méteil. L'avantage de cet emblavure sur l'autre est trop palpable, trop matériel, pour que nous prenions la peine de le démontrer. Chacun de nous, quelque peu expérimenté qu'il soit, connaît la différence qui existe entre le blé et le seigle, tant dans le produit, que sous le rapport de la qualité, du volume et du prix.

Ces deux espèces de céréales, le seigle et de froment, se trouvant, sous le point de vue de l'emblavure, dans les mêmes conditions, on doit donc, pour peu que le terrain le permette, accorder la préférence au froment, qui, d'abord, effrite moins la terre, qui, à quantité égale, vaut un quart plus que le seigle et dont le rendement est quelquefois dans le même rapport.

Le seigle, dans bien des territoires, ne vient qu'à force d'engrais, de sorte que, si un cultivateur imprévoyant dispose la moitié de ses jachères pour être emblavées à seigle, il emploie la plus grande partie de son fumier à cet emblavure, et quand viennent les semailles du froment, il ne lui reste plus que peu de fumier pour les terres qui doivent recevoir ces dernières semailles, les plus précieuses.

Ce mode, extrêmement vicieux, nous devons le dire, n'est pratiqué par les cultivateurs que faute de réflexion.

Semences.

Les graines sont à la plante, ce que l'œuf est à l'oiseau ou à l'insecte qu'on en voit sortir : chaque œuf a un germe contenant les linéaments d'un petit animal, comme chaque graine a un germe d'où sortira la plante. Aucun végétal n'est produit sans une graine à laquelle il doit sa première existence. La science compte déjà plus de quatre-vingt-dix mille espèces de plantes différentes, procédant chacune d'un germe qui lui est propre. Tous ces germes peuvent avant que de renaître braver les éléments, la rigueur des hivers, l'humidité des nuits des pôles, comme la chaleur des tropiques, souvent la longueur des années, quelquefois la durée des siècles, sans rien perdre de leur vertu germinatrice.

En effet, en Thrace, en Cappadoce, en Barbarie, en Espagne, on a trouvé du blé et du millet dans des greniers souterrains, qui avaient plus de cent ans d'existence ; en Italie, une immense provision de fèves qui avaient trois cents ans ; en Afrique, des blés qui étaient enfouis depuis plusieurs siècles dans des silos et dont les germes ont retrouvé la vie ; en France, près de Bergerac, on a découvert dans des tombeaux celtiques, ayant deux mille ans d'existence, quelques pincées de graines que la superstition des prêtres druïdes y avaient déposées dans un trou enduit de ciment. Ces graines recueillies et semées avec soin ont promptement germé, et l'on en a vu sortir, après 20 siècles de sépulture, l'héliotrope, le trèfle et le bluet, dont vous avez pu, comme nous, admirer la vigueur et la beauté.

On peut donc conserver des siècles, dans toute leur pureté, les blés déposés dans des fosses sèches et sans air.

Les scrupules du cultivateur, qui craint de semer une graine de deux ans bien conservée, tomberont sans doute devant ces faits.

On doit, néanmoins, autant que possible, choisir la semence de l'année et l'élite du grain. On comprend facilement que plus le grain est gros et bien nourri, plus le germe qu'il produit est fort et vigoureux. Rien n'est donc plus important qu'une bonne semence.

La semence peut se fertiliser en la faisant tremper 24 heures dans l'eau composée de la fermentation pendant deux jours de deux tiers de fumier dans un tiers d'eau douce. Cette semence sera ensuite séchée à l'ombre et semée aussitôt. Ainsi préparée, elle donnera 18 à 20 pour cent plus qu'elle ne produit ordinairement.

Les laboureurs devraient être beaucoup moins prodigues de semences qu'ils le sont : les trois quarts de ce qu'ils emploient seraient plus que suffisants pour l'ensemencement en général. Avec un quart de moins, on aurait la même quantité de produits et même plus. Rappelons cet ancien proverbe sanctionné par l'expérience : *Qui sème dru récolte menu*, c'est-à-dire que beaucoup ou trop de semence amène peu de grain.

Nous nous appuierons aussi, à ce sujet, de l'opinion d'un agronome très-distingué, M. Jourdier :

« Quand l'agriculture sera plus parfaite, on

« dira que semer c'est déposer les grains un à « un, à des profondeurs et à des distances vou- « lues en longueur et en largeur. »

En effet, les semis clairs donnent des chalumeaux vigoureux qui peuvent résister à la pluie et au vent, parce qu'ils ont reçu l'air nécessaire pour les fortifier : au contraire, ils versent s'ils sont trop serrés, parce qu'ils ne peuvent prendre assez de consistance pour se maintenir. Ce qui le prouve de la manière la plus évidente, c'est que les bords de la pièce ne versent presque jamais, que les épis sont beaucoup plus gros, plus allongés et par conséquent plus fournis de grains. Que les céréales soient donc toujours semées plutôt trop claires qu'un peu serrées.

Nous connaissons, dans le Beauvaisis, d'excellents agriculteurs qui économisent un tiers de semence sur l'usage ancien et qui obtiennent d'heureux résultats. D'abord le grain qui provient d'un semis raisonnable est plus beau et plus gros que celui qui provient d'un semis trop fort, et la terre est sensiblement moins effritée, moins usée.

Nous croyons utile de faire observer aussi qu'il conviendrait de faire les semailles des céréales de meilleure heure qu'on ne le fait ordinairement, afin que leurs produits pussent être en épis avant les grandes chaleurs qui se font sentir assez habituellement vers la mi-mai ou les premiers jours de juin.

Nous remarquons que celles qui sont faites en arrière saison atteignent rarement leur développement ordinaire, et avortent en grande partie avant la maturité, dans le centre de France, et surtout dans le nord où le temps de la végétation est plus court. Ce qui justifie ce vieux proverbe :

Si tu veux bien moissonner,
Ne crains de trop tôt semer.

Pour faire leurs semailles les anciens se basaient sur l'époque où les araignées des champs tressent leurs tissus si merveilleux que l'on aperçoit briller au soleil comme des filets d'argent suspendus sur les guérets, car, disaient-ils, jamais ces insectes ne travaillent en automne, que lorsque la terre se montre favorable à recevoir la semence et le ciel propice à la faire fructifier.

Dans les années hâtives, nous voyons toujours le froment des méteils être en épis dans la première semaine de mai ; nous ne verrions pas ce qui pourrait dispenser les laboureurs d'en agir ainsi à l'égard du froment non mélangé : son mélange avec le seigle ne doit entrer pour rien en ligne de considération.

On n'aurait jamais à se repentir d'avoir pris cette mesure.

On comprend très-bien que le blé étant quelque peu enraciné avant l'hiver, a mieux la force de se soutenir contre les rigueurs de cette saison que celui qui est encore en bouillie ou à peine germé lors des premières gelées. L'avantage du premier sur le dernier se conserve presque toujours jusqu'à la moisson, pourvu toutefois qu'il ne soit pas trop forcé en semence.

Nous engageons donc les cultivateurs à devancer de quelque peu l'époque habituelle des semailles d'automne et même de toutes les céréales, surtout sur un sol sec. Toutes les emblavures, de quelque nature qu'elles soient, devraient toujours avoir atteint leur accroissement à l'époque des grandes chaleurs qui, assez ordinairement, se font sentir vers le mois de juin.

Il arrive bien quelquefois, j'en conviens, que les dernières emblavures sont aussi belles, même plus belles, plus vigoureuses que les premières, mais je dirai encore que ce sont là des exceptions sur lesquelles le laboureur sage ne doit pas se baser.

On pourrait, pour utiliser les terrains de peu de valeur, y semer de l'ivraie vivace connue sous le nom de *ray-grass*. Cette plante peut croître sur un sol presque aride : 15 centimètres de terre arable suffisent pour son développement. C'est une plante hâtive qui est une excellente nourriture pour l'engrais des bestiaux. (*Nous en traitons spécialement au chapitre des plantes fourragères.*)

En général, le cultivateur intelligent doit saisir tout moment favorable pour ensemencer. Il devrait, à cet effet, avoir un instrument pour connaître les variations de la température, l'hygromètre, par exemple, qui lui donnera le degré d'humidité sur lequel il peut prévoir le temps qu'il fera au moment de jeter la semence en terre.

Du blé.

Le blé-froment nous vient des plaines du Thibet, où la plante primitive existe encore sous la forme d'une petite herbe chargée de grains, mais beaucoup moins gros que ceux que nous récoltons. On doit le semer en septembre sur un sol riche et bien préparé, car il végète mal dans un terrain négligé, serait-il même riche.

Le blé qui rend le plus est le blé de Noé ou blé bleu.

La moyenne que l'on doit chercher à atteindre est de 30 à 40 hectolitres par hectare; mais la culture chez nous est encore loin de donner ce chiffre.

Du seigle.

Le seigle nous vient de la Sibérie.

On peut le semer immédiatement après la moisson afin de lui donner le temps de taller avant les fortes gelées. Il lève dans l'espace de huit jours.

Il vient dans les terres légères, même les plus maigres; aussi les terres argileuses et humides ne lui conviennent-elles pas.

De l'orge.

L'orge nous vient des montagnes de l'Hymalaya, où elle a été trouvée à l'état sauvage.

On la sème au printemps, après toutes les autres céréales, à cause de sa végétation active et de sa prompte maturité.

Elle vient sur tous les sols, même les plus ingrats. On doit l'enterrer légèrement, parce que sa facile germination en ouvrant le grain l'exposerait à pourrir s'il était retenu plusieurs jours dans une grande humidité.

De l'avoine.

L'avoine nous vient de l'Afrique septentrionale.

On la sème en même temps que l'orge; mais elle exige des terrains meilleurs. Elle ne vient pas dans les sables arides ni les terres trop chargées de calcaire.

On ne doit pas attendre son entière maturité pour la récolter, car le grain s'échappe facilement de son enveloppe.

Nous dirons, à cette occasion, qu'il est regrettable que le laboureur ne s'arrête pas à ces considérations, car nous remarquons des champs d'avoine après la récolte littéralement couverts de graines, trois fois plus qu'il n'en faudrait pour les ensemencer; c'est une perte vraiment trop sensible pour ne pas en tenir compte.

Du maïs.

Le maïs ou blé de Turquie tire son nom de son origine.

Il doit se semer au commencement de mai : on ne le cultive en grand et avec utilité que dans le midi de la France. On le cultiverait avec le même avantage dans le centre : nous ignorons les motifs qui empêchent de suivre ce genre de culture. Dans le nord, il arrive rarement à complète maturité.

Il est à regretter qu'on ne se livre pas à la culture du maïs dans les climats où il vient bien, parce qu'il offre une grande ressource en vert pour la nourriture des bestiaux; il peut, à cet effet, être cultivé à une seconde récolte. Sa graine peut servir à la fabrication de la bière, à l'engrais de la volaille et même à la nourriture de l'homme. Ses feuilles sèches sont d'un produit avantageux et d'un écoulement facile dans les villes où on l'emploie à l'usage des sommiers et des paillasses.

Indépendamment de tous ces avantages, il offre encore celui d'être propre, avant sa maturité, à la fabrication du sucre. Il contient des propriétés saccharines bien supérieures à celles de la betterave ; et la preuve, c'est que le sirop qu'on en prépare a, avant sa cristallisation, une supériorité marquée sur cette dernière plante.

Toutes les terres bien préparées et bien fumées lui conviennent.

Du sarrasin.

Le sarrasin ou blé noir nous vient de la Sibérie et de la Tartarie. Quelques auteurs pensent qu'il nous a été apporté d'Orient à l'époque des croisades.

Il est, disent-ils, très-sensible aux impressions du froid et la plus petite gelée blanche le détruit. Ils n'ont sans doute pas entendu parler de l'espèce que nous cultivons, car la nôtre peut passer l'hiver en terre.

On le sème en mars sur un sol bien cultivé : il demande peu d'engrais, mais une température égale : aussi le cultive-t-on avec succès en Bretagne. Comme le maïs, il sert à la nourriture de l'homme et des animaux; ses qualités égalent celles de l'orge pour la volaille et les porcs, et il peut très-bien remplacer l'avoine pour les chevaux.

Il offre de précieuses ressources comme fourrages verts et comme engrais, attendu qu'on peut le cultiver presque sans interruption.

Il demande à être semé très-clair : aussi ne doit-on employer que la moitié de la semence qu'on donne pour le blé froment.

Récoltes.

Il est certaines graines, telles que celles de colza et de raves, qui veulent être recueillies lorsque les premiers siliques sont secs ou jaunâtres.

Dans les céréales, et surtout dans les espèces qui, comme les orges et les avoines, s'égrènent facilement, on peut les faucher dès que la paille a jauni d'un ampon au-dessous de l'épi. On a reconnu même que, dans ce cas, le grain est plus fourni de gluten ou substance nutritive, et la paille plus propre à la nourriture des animaux. il n'est pas rare de voir des propriétaires qui négligent cette mesure, faire des pertes très-considérables qui excèdent souvent, nous le répétons, le double de la semence, surtout dans les avoines, les raves et le colza.

Pour toutes espèces de céréales, on ne doit jamais attendre, pour couper la récolte, que le grain soit desséché par l'excès de la maturité. Le volume des produits est d'abord bien moins considérable que s'ils étaient récoltés dans une maturité convenable; on remarque que ceux qui se trouvent dans les premières conditions, c'est-à-dire en excès de maturité, abondent moins en gluten que les autres et ont l'écorce sensiblement plus épaisse, principalement les blés.

Il arrive quelquefois que les grains moissonnés sont surpris par la pluie et restent sur la terre. Il est heureusement très-rare que la pluie soit assez persistante pour durer plusieurs jours sans interruption et placer les grains dans la position de germer en javelles et même sur pied, car depuis 1817 jusqu'en 1857 on n'a pas eu à regretter la germination, dans les champs, des céréales en javelles et sur pied; cependant ces cas peuvent se présenter. Il est un moyen bien simple de parer à cet inconvénient grave.

Si le mauvais temps se prolongeait assez pour qu'on ne pût rentrer sèche la récolte moissonnée, et qui courrait risque d'être avariée, on aurait soin de mettre les javelles en gerbillons et de les dresser l'épi en l'air.

On comprend facilement l'efficacité de ce moyen si l'on considère que le moindre vent qui survient, séchant les épis mouillés, les ramène à leur premier état de siccité, et recule, par ce moyen, les effets de la germination qui n'est activée que par le contact des javelles avec la terre en effervescence.

L'expérience est venue confirmer que les grains germés, non pas jusqu'à parfait développement de la plumule, peuvent très-bien servir pour semence, tant que l'embryon n'est pas entièrement détruit par la germination.

Pour lever tous les scrupules que les cultivateurs pourraient avoir à cet égard, nous les engageons à en faire l'essai en petit, c'est-à-dire à semer quelques pleines mains de grains avariés sur quelques mètres de terrain préparé; ils ne tarderont pas à reconnaître que ce que nous avançons ici est l'expression de la vérité sanctionnée par de nombreuses expériences.

On est quelquefois aussi dans la nécessité de moissonner des grains encore verts qui se trouvent à l'ombre des arbres, le long des murs, des haies, etc., et de les serrer en cet état pour ne pas les laisser sans utilité, ou à la merci des bestiaux, ou exposés à d'autres dégâts.

On remédie facilement à la perte qui peut résulter de cet état de choses, en coupant le grain vert en même temps que le sec et en le mettant également en gerbes, mais séparément. On les entassera et on les laissera ainsi toute la journée, puis le soir on les dressera les épis éparpillés afin qu'ils puissent recevoir la rosée de la nuit : le matin on les entassera comme la veille de crainte que le soleil ne les pénètre et n'en tarisse la graine. On renouvellera cette opération pendant trois ou quatre jours de suite : de cette manière les épis s'échaufferont et le grain mûrira. Au bout de ce temps, on les exposera au soleil pour les faire sécher définitivement; on pourra ensuite les serrer comme les épis moissonnés en complète maturité.

On doit réserver de préférence pour les semailles les grains récoltés en dernière saison.

Maladie des grains.

Echaudouillure. — L'échaudouillure est produite par l'effet d'une grande chaleur qui empêche le grain de se développer et quelquefois même d'épier. *La carie* rend les grains du seigle gros et longs, impropres à la nutrition et à la reproduction comme ne contenant aucun gluten, aucun principe féculent ; elle rend les épis des blés, des orges et des avoines, d'un noir brun, sans presque les déformer, mais en les pressant entre les doigts on n'y trouve qu'une poussière noire, très-douce au toucher, et sans la moindre apparence de fécule.

Pour empêcher la propagation désastreuse de cette funeste maladie, il faut arracher les tiges sur lesquelles se trouvent les épis cariés et les brûler, de crainte que la maladie se communique par l'engrais; ensuite on lavera bien et on passera à l'eau de chaux ou à l'eau vitriolisée la semence qui proviendra des épis non cariés.

Le charbon, autre maladie encore plus pernicieuse, qui n'est, du reste, qu'un augmentatif de la carie, réduit, comme elle, le grain en poussière noire et empêche l'épi de se développer. C'est cette maladie qu'on désigne ordinairement sous le nom de nielle; elle répand une odeur fétide et produit ce que les marchands blâtiers appellent moucheture. Les précautions à prendre contre la reproduction du charbon sont les mêmes que celles employées contre la carie.

J'ai remarqué à différentes fois que ces maladies contagieuses ne manifestent leur présence que sur un sol humide, ou que lorsque le mois qui précède la floraison des céréales qui en sont entachées est pluvieux. Ces maladies diminuront et finiront par disparaître par l'application du drainage.

Le charbon attaque de préférence les céréales semées en arrière saison. Nous sommes donc fondé, encore sous ce rapport, à engager à faire les semailles de bonne heure.

Pommes de terre.

Chacun de nous sait que la pomme de terre est originaire du Mexique et du Pérou, et que ce précieux tubercule, dont les produits sont inappréciables, fut importé d'Amérique en 1586 pour un anglais qui envoya quelques pommes de terre jaunes à la reine Elisabeth. A partir de cette époque on commença, dans les Etats Britanniques, à cultiver cette plante, mais comme un simple objet de curiosité.

A peine connaissait-on la pomme de terre en France il y a soixante ans : on la croyait un poison dont les effets ne devaient se faire sentir que quelques années après en avoir mangé; certaines personnes même disaient qu'elle donnait la lèpre.

Parmentier, dont le nom fera époque dans les fastes de l'agriculture française, disait dans un de ses mémoires : « Il fallait de grandes calamités, des disettes qui affligeassent la fin du « règne de Louis XV, pour qu'on songeât à faire « usage d'un aliment qu'on avait tant de fois « dédaigné dans le principe. »

D'autres agronomes essayèrent, mais inutilement, de vaincre la répugnance des gens de la campagne pour cet aliment nouveau; d'autres versions furent encore soulevées : certaines personnes prétendaient que la pomme de terre contenait un principe fiévreux; d'autres soutenaient qu'elle rendait la terre stérile; enfin, chacun émettait la version qu'il pensait être en rapport avec sa répugnance.

Ce n'est donc que vers 1740 que ce même Parmentier, dont la vie entière fut consacrée à chercher les moyens d'améliorer le sort des masses par d'abondantes récoltes en tout genre, ce n'est que vers cette époque, dis-je, qu'il entreprit obstinément de propager en France cet important tubercule, et ce n'est qu'à force de courage, de persévérance, et à l'aide du Gouvernement, qui lui prêta son appui, qu'il finit par réussir dans un petit nombre de communes. Rien ne put arrêter ni amoindrir son ardeur.

« Le Gouvernement, dit cet homme illustre, « dans son dernier numéro, mit à ma disposi- « tion un vaste terrain d'environ 50 arpents, « dans la plaine des Sablons. Cette plaine alors « était inculte, sablonneuse, de peu de valeur « et presque impropre à la culture, mais je « l'avais choisie à dessein pour donner la preuve « que la pomme de terre vient parfaitement « dans une terre pauvre.

« Bientôt ce champ fut couvert d'une verdure « magnifique; les fleurs parurent et les tuber- « cules suivirent de près. Je fis garder mon

« champ avec appareil pendant le jour, pour « exciter à me voler mes pommes de terre pen- « dant la nuit. Je ne m'étais pas trompé : les « nuits suivantes mon champ fut pillé, et dès « ce moment la pomme de terre fut connue et « appréciée dans bien des campagnes. Cepen- « dant tous les préjugés n'ont été décidément « vaincus qu'après la disette de 1816 et 1817. « Les gens de la campagne s'obstinaient à re- « garder cet aliment comme tout au plus propre « à nourrir leurs bestiaux, leurs cochons de « préférence; tous maintenant en mangent et « s'en trouvent bien. »

La pomme de terre vient partout; cependant elle préfère un sol sec, léger et peu fumé. Aux premiers jours du printemps on ouvre des tranchées dans la terre labourée, on y dépose de petites pommes de terre ou des morceaux des plus grosses; on les éloigne dans le sillon d'environ 4 décimètres.

Quelles difficultés Franklin n'éprouva-t-il pas pour faire adopter dans les campagnes le plâtre comme stimulant? N'a-t-il pas été obligé de tracer avec du plâtre en poudre ces mots : *effets du plâtre*, qui sortaient en relief de verdure dans un trèfle appartenant à un cultivateur très-obstiné qu'il n'avait pu convaincre avant cet essai.

Dites aux gens de la campagne que c'est moins la force du travail qui améliore un terrain que la bonne direction donnée à tous les moments et avec opportunité, ils ne le croiront pas. L'intelligence du cultivateur entre pour quelque chose dans l'administration d'un domaine, n'en doutons pas. C'est le lieu d'appliquer ce vieux proverbe : *Tant vaut l'homme, tant vaut la terre.*

Ne voyons-nous pas, tous les jours, bon nombre de cultivateurs s'enrichir dans un bien où d'autres se sont ruinés? Pourquoi cette différence? C'est que par les uns le bien était mal administré et que par les autres il l'est beaucoup mieux; tout y est géré dans des conditions plus convenables. La force du travail n'entre ici pour rien en ligne de compte, peut-être même que si l'on examinait la chose de très-près on reconnaîtrait que ceux qui se sont ruinés ont réuni plus d'efforts, physiquement parlant, que ceux qui se sont enrichis. Ce qui tendrait à prouver que ceux-ci ont moins travaillé que les autres, mais ont travaillé plus à propos.

Il n'est pas de terrains véritablement stériles, beaucoup sont infertiles, parce qu'on ne sait pas donner au sol ce qui lui conviendrait; ne voyons-nous pas sur les rives de la Loire un sable pur qui paraît frappé d'un stérilité exceptionnelle, ce qui ne l'empêche pas de se couvrir, tous les ans, d'une abondante végétation d'osier, et par suite d'herbes de différentes espèces.

N'avons-nous pas encore en Berry, sur la rive gauche de la Loire, un sable mouvant, fin comme la poussière la plus impalpable, emblême de la plus complète stérilité, ce qui n'empêche pas d'y voir croître des châtaigniers qui atteignent des dimensions colossales et qui entretiennent d'excellentes châtaignes les départements de la Nièvre et du Cher.

Qui n'a pas entendu parler de Margny-aux-Cerises, dont le sol est recouvert en grande partie de détritus de carrières : ce pays est couvert de cerisiers d'une fertilité peu commune, ce qui est une source de prospérité pour les habitants de cette localité.

Nous pourrions citer une infinité de terrains qui sont restés vains et vagues pendant un nombre infini d'années, parce qu'on ne savait pas les utiliser, et peut-être aussi parce qu'on les possédait trop surabondamment. Les gâtines qui se trouvent dans l'Yonne, la Nièvre et le Loiret, sont dans ce cas : ce sont aujourd'hui les terrains les plus riches qu'il soit possible de rencontrer.

Nous avons aussi quelques mauvais terrains qu'on n'améliorerait qu'à grands frais, et qui après auraient encore peu de valeur, eu égard à leur éloignement des habitations; ces terrains pourraient être plantés en bois, et dans dix ans être d'une valeur quadruple; la culture y gagnerait sensiblement : il en résulterait pour les propriétaires un bien-être immédiat, et notre devise agricole : *moins de peine, moins de frais et plus de produits* commencerait à être réalisée.

PLANTES POTAGÈRES.

Du navet et de la rave.

Le navet nous vient des bords de la Méditerranée et la rave de l'Allemagne.

Ils réussissent très-bien sur les sols légers et calcaires humides : les sols argileux ne leur conviennent pas. Ils sont un des principaux aliments des habitants des campagnes et d'une grande ressource pour la nourriture des bestiaux.

On les sème ordinairement en juin ; on peut même les semer sur le chaume après la récolte des céréales. Si on les semait avant le mois de juin, ils viendraient à graine et ne donneraient qu'une racine ligneuse dont on ne pourrait tirer aucun profit.

Leur graine est propre à la germination pendant 10 ans.

Du choux-rave ou choux-navet, ou rutabaga.

Il nous vient de la Sicile.

Il se plaît dans les terrains humides, compacts et argileux.

On le sème à la fin de février. Il se repique avantageusement. Il peut être mis au rang des légumineux de première nécessité pour les habitants des campagnes, attendu qu'il peut passer l'hiver en terre et n'être arraché qu'à mesure des besoins. Nous en avons laissés en terre pendant un hiver très-rigoureux, au printemps ils ont donné une végétation et une récolte de graines beaucoup plus belles et plus précoces que ceux qui avaient été transplantés au printemps.

Les jeunes plants sont presque toujours atteints par les pucerons ; il suffit pour les éloigner de jeter un peu de sarrasin sur le champ destiné à les recevoir, quelques jours avant de les semer.

Sa graine est bonne pendant 10 ans.

De la betterave.

La betterave nous vient des bords de la Méditerranée.

Elle exige une terre riche, bien préparée et profondément labourée, attendu que ses racines pénètrent avant dans le sol. Les terrains sablonneux ne lui conviennent pas, parce qu'ils ne contiennent pas assez d'humidité ni de substances nutritives.

Elle réussit parfaitement bien sur un sol glaiseux un peu compact ; elle devient très-grosse sur un terrain presque constamment humide de sa nature, mais elle est spongieuse, creuse et contient une quantité d'eau qui la rend impropre à la fabrication du sucre et à la distillation de l'eau-de-vie ; elle est aussi plus sensible à la gelée et conséquemment exposée à pourrir plus vite.

Le moyen de la conserver un peu avant dans l'hiver, c'est de la serrer dans un endroit sec en la séparant par des lits de paille ou des couches de sable.

On la sème en avril ; on donne ordinairement de 5 à 6 kilogr. de graine par hectare.

Comme le germe a de la difficulté à sortir de la capsule qui l'enveloppe, on doit activer la germination de la graine en l'humectant avec du jus de fumier, quatre jours avant de la jeter en terre, afin que la jeune plante puisse former ses racines seminales et s'élever avant que les mauvaises herbes ne viennent la couvrir. Il faut donc avoir grand soin de les détruire, de manière que la plante soit parfaitement dégagée et reçoive les influences de l'air, et qu'ainsi les feuilles qui sont une précieuse ressource pour la nourriture du bétail, acquièrent un plus grand développement. La racine de la betterave est agréable et surtout très-profitable aux vaches ; elle contribue puissamment à l'abondance et à la qualité du lait.

Si on veut la récolter très-grosse, il faut que le terrain soit généreusement engraissé; il est indifférent que l'amendement provienne d'une précédente récolte ou qu'il soit immédiat; seulement dans ce dernier cas, le fumier doit être mélangé par deux labours au moins avec la terre végétale.

Un terrain riche et fortement amendé ne convient pas à la betterave destinée à la fabrication du sucre, parce qu'il lui donne beaucoup de salpêtre et peu de substances saccharines.

La blanche et la jaune contenant une plus grande quantité de sucre et de substances alcooliques, sont préférables pour la fabrication et la distillation. On doit la butter avec soin, sans cela la partie découverte perd beaucoup de ses principes sucrés.

Comme on le voit, cette plante fournit d'importantes ressources à l'économie domestique, à l'industrie saccharifère et alcoolique.

Sa graine se conserve 3 ans.

De la carotte.

La carotte vient de l'Asie.

Elle demande un labour profond et un sol

parfaitement cultivé. Les anciens prés défrichés, les terrains frais et sablonneux sont les plus propres à sa culture; mais on doit éviter les sols pierreux, car elle pourrait rencontrer des obstacles qui changeraient la direction verticale de son pivot et la rendraient fourchue : gênée dans son développement elle produirait beaucoup moins et sa qualité serait inférieure.

On la sème après la mi-mars jusqu'au 15 avril.

Pendant l'été on peut couper deux fois les feuilles pour les donner aux bestiaux. Elle fournit une nourriture délicate et salutaire aux animaux : aussi leur instinct semble-t-il la leur faire rechercher.

Avant les premiers froids on doit la serrer par un beau temps et dans un endroit sec, ou creuser une fosse, l'y ranger par lits séparés avec un peu de paille et la recouvrir des terres de la fouille.

Sa graine est encore bonne à semer au bout de 3 ans.

POMMES DE TERRE.

Maladie et dégénérescence.

De nombreux essais faits dans différents départements, dans celui de la Nièvre en particulier, démontrent d'une manière évidente que la propagation des pommes de terre par semis prévient le retour de la maladie qui, ces années dernières, a produit sur cette plante des ravages effrayants.

Parmentier, le propagateur de la pomme de terre en France, avait déjà prévu que cette maladie pourrait avoir lieu dans un temps plus ou moins rapproché. Il venait combattre le mal par les moyens recommandés aujourd'hui, lorsqu'il disait dans un de ses mémoires :

« Pour remédier aux différents degrés de dé-
« génération que j'entrevois dans un prochain
« avenir, il faudra changer la semence des
« pommes de terre. Un moyen plus efficace en-
« core pour arrêter le mal à sa source, c'est de

« régénérer, par la voie des semis, les espèces « fatiguées et abâtardies. »

Nous craignons, si cette funeste maladie revient envahir nos campagnes, qu'elle ne sévisse avec plus d'intensité encore et qu'elle nous prive de ce précieux tubercule dont les ressources sont inappréciables.

Pour ne pas nous trouver au dépourvu employons donc le moyen indiqué par ce savant agronome.

Déjà l'affaiblissement des tiges de pommes de terre, dû à leur maladie, était tel, cette fois, que peu de tiges ont donné des fleurs, et que peu de fleurs ont fructifié. Nous craindrions donc fort, je le répète, que si nous tardions trop longtemps à mettre la main à l'œuvre, cette dernière ressource ne nous fît défaut.

Lorsque les petites boules que donnent les tiges de pommes de terre ont été cueillies en parfaite maturité, on en sème les graines ou pépins dans une terre extrêmement légère disposée à cet effet, ou mieux encore dans du terreau. Les tubercules ou pommes de terre qui en proviendront seront, la première année, de la grosseur d'un haricot ordinaire; ces tubercules, mis en bonne terre, donneront, l'année suivante, des pommes de terre de la grosseur d'une bonne noix, et ainsi de suite, de sorte qu'après quelques années nous aurons des pommes de terre renouvelées, qui seront d'un meilleur goût et plus farineuses que celles d'aujourd'hui.

En attendant la réalisation de ce moyen, les cultivateurs ne feraient pas mal de ne donner à la terre, pour semence, que des pommes de terre, je ne dirai pas des plus petites, mais au-dessous de la moyenne grosseur : elles donneraient, il est vrai, moins de produits, mais elles auraient sur les autres l'avantage de ne donner que des tubercules sains et plus féconds que ne le feraient les plus grosses.

Ne perdons pas de vue que la pomme de terre est un légume précieux ; elle est du domaine de toute la société et sert d'aliment au riche comme au pauvre. L'un et l'autre s'en trouvent bien : c'est une nourriture saine et abondante.

Elle a déjà mis à l'abri des disettes les peuples qui ont su l'utiliser ; employons donc tous les moyens qui sont en notre pouvoir pour conserver ce précieux légume. La grêle peut détruire toute une récolte de céréales en un moment ; la pomme de terre est à l'abri de ce fléau : elle a l'avantage de ne pas craindre, comme le froment, la gelée, l'échaudouillure, la nielle, la carie, etc. Elle craint peu aussi la voracité des rats, qui ne l'attaquent que lorsqu'ils n'ont rien de mieux à manger ; elle est assurée contre la larve du charançon.

Le moyen de conserver les pommes de terre dans leur état normal pendant un nombre indéterminé d'années, c'est de les enfouir assez profondément dans les immondices sèches provenant de démolitions de bâtiments, ou bien, à défaut, dans la terre d'arène mélangée de chaux vive réduite en poussière et de cendres neuves.

La quantité d'immondices à employer doit être assez considérable pour les soustraire aux influences atmosphériques.

Du topinambour.

Le topinambour (appelé artichaut de Jérusalem par les Anglais) nous vient du Brésil.

Il se plante en février et mars et se cultive comme la pomme de terre. Quoiqu'il ait un goût un peu moins agréable qu'elle, il peut parfaitement en tenir lieu, soit comme nourriture pour les bestiaux, soit comme emploi dans l'économie domestique. Il est plus nourrissant que la pomme de terre et résiste beaucoup mieux aux intempéries, car il ne craint ni la sécheresse ni le froid; il vient partout, excepté pourtant dans les terrains marécageux.

Outre ces avantages, il est très-propre à la distillation, de laquelle on tire en abondance un excellent alcool : ses tiges sèches peuvent remplacer le bois.

Les services que peut rendre cette plante sont immenses, mais il en est comme de l'introduction de la pomme de terre, on sera longtemps encore avant de l'apprécier.

Nous appelons cependant l'attention la plus sérieuse des cultivateurs sur ce précieux tubercule, dont le produit dépasse celui de la pomme de terre de plus de 100 hectolitres par hectare.

Si celle-ci produit en moyenne 225 à 250 hectolitres, le topinambour en donnera au moins 300 à 350.

Pour l'ensemencement il ne faut pas partager

le tubercule comme on le fait pour la pomme de terre, car au lieu de germer il pourrirait.

Comme le topinambour passe l'hiver en terre sans danger, on peut l'arracher à mesure des besoins.

Les fèves.

La fève demande un sol riche et fort, cependant on peut la cultiver sur des terres plus légères mais profondes et contenant un peu d'humidité, sans acide pourtant, parce qu'elles prennent facilement la rouille ou la nielle d'où naissent les pucerons qui les empêchent de fructifier. On détruit cés insectes en étêtant les tiges.

Indépendamment des produits avantageux que donne la fève tant comme substance alimentaire que comme nourriture pour les bestiaux, elle ameublit d'une manière importante les terrains compacts par le travail des milliers de petits filaments de ses racines et prépare le sol à recevoir la semence des céréales.

Les fèves ne craignant pas la gelée, on doit les semer de bonne heure; en décembre, si le temps le permet. Elles demandent à être semées plus clair sur un terrain fort et humide que sur une terre sèche et légère. On estime que celles qui sont semées en ligne produisent le double de celles qui sont semées à la volée, parce qu'étant plus espacées elles reçoivent plus d'air et donnent des siliques (gousses) dès le bas de leur tige, tandis qu'elles n'en produisent qu'à leur extrémité quand elles sont serrées.

Les fanes coupées encore vertes sont une excellente nourriture pour les bestiaux; elles équivalent à de bon foin.

Les féveroles.

Les féveroles se sèment à la fin de février : elles viennent très-bien sur les terres fortes et argileuses. Cette plante est d'une grande ressource pour la nourriture des bestiaux; mais on ne sait pas encore assez en apprécier tous les avantages. Cependant nous avons remarqué avec intérêt que quelques contrées de la Champagne commençaient à les semer à grande culture : il serait à désirer que tous les cultivateurs suivissent leur exemple.

Il s'attache aussi au faîte de la tige de cette plante, comme à celle de la fève, des pucerons qui la fatiguent et finiraient par l'étouffer si on ne les détruisait en l'étêtant. Cette opération, d'ailleurs, est nécessaire pour donner de la force aux graines qui peuvent fournir de 20 à 25 hectolitres par hectare.

Les pois.

Le pois nous vient d'Égypte.

Il se plaît dans les terrains glaiseux, sablonneux et calcaires qui ne sont pas exposés à recevoir les influences d'une humidité froide ni d'une forte sécheresse. Il réussit, en général, beaucoup mieux sur un sol calcaire; si le sol ne contient aucun principe de cette nature, on l'amende avec de la chaux et de la marne : on peut ensuite espérer une bonne récolte. Indépendamment de l'abondance qu'il donne, il réunit des principes nutritifs bien des fois supérieurs à ceux cultivés sur des terrains argileux et sablonneux-glaiseux.

Lentilles.

La lentille désire un terrain léger et sablonneux, mais de bonne qualité. Elle réussit mal sur les terrains entièrement argileux. Comme elle craint le froid on la sème un peu plus tard que les pois. C'est un légume qui contient une grande quantité de sucs nutritifs. On doit récolter les lentilles lorsque les gousses inférieures commencent à brunir, quand même la fane ne serait pas entièrement sèche, car elles s'égrennent facilement : Il y a avantage tant sous le rapport du produit que sous celui de la qualité du fourrage qui, du reste, est une excellente nourriture, estimée autant que le meilleur foin. On pense même qu'elle donne du lait aux vaches.

Les haricots.

Ce légume demande un sol chaud et riche, sablonneux-calcaire, mêlé d'un peu d'argile. On en cultive un grand nombre de variétés dans les jardins : dans les champs on ne cultive que les espèces qui ne s'élèvent pas. Le haricot bien soigné est d'un produit considérable et d'une grande ressource dans l'économie rurale.

Les fanes donnent du lait aux vaches. On doit donc donner tous les soins possibles à la culture de ce légume.

PLANTES FOURRAGÈRES, HUILEUSES ET A FILASSE.

—

Les prairies artificielles sont les éléments d'une bonne culture; en laissant reposer la terre pendant un temps plus ou moins long, elles deviennent des principes certains d'amélioration et augmentent la fertilité des terrains par les matières nutritives qu'elles puisent dans l'atmosphère.

Ray-grass ou pain-vin.

Il y a deux espèces de ray-grass : le ray-grass ou fromental d'Angleterre, et le ray-grass ou fromental de France.

Nous nous occuperons d'abord du premier.

Ainsi que nous l'avons dit précédemment, le ray-grass vient sur tous les terrains, même les plus arides, qu'ils soient secs, humides, froids, chauds, pierreux, argileux, sablonneux, etc. Cependant, comme toutes les autres plantes, il produit en proportion de la qualité du sol qu'on lui donne.

Il se sème au printemps ou à l'automne. On donne 25 kilogr. de graine pour un demi-hectare. On augmente la semence en raison de la médiocrité du terrain.

Cette graminée que nous n'avons réellement pas encore su apprécier, mérite à tous égards d'occuper sérieusement notre attention, car elle est une des meilleures et des plus abondantes nourritures pour les bestiaux, particulièrement pour les moutons, en vert, en sec et en pâturage. Son foin, fauché après l'épi formé, est d'un goût extrêmement agréable et un aliment très-salutaire aux chevaux auxquels il donne de l'ardeur.

Elle a, de plus, l'avantage d'étouffer les mauvaises herbes et d'ameublir la terre. On peut la couper en vert dès le mois d'avril, ce qui est d'une grande ressource pour le bétail au sortir de l'hiver où les fourrages sont presque épuisés, et où l'on n'a pas encore pu faire usage des nouveaux parce qu'ils sont à peine arrivés au premier degré de leur végétation.

Si l'on destine le ray-grass au pâturage des

chevaux et du gros bétail, à l'automne, on sèmera par-dessus 1 kilogr. 1/2 de trèfle rouge et un 1/2 kilogr. de trèfle blanc, mais séparément, parce que ces dernières graines étant beaucoup plus grosses ne se répandraient pas également. Si le pâturage n'est destiné qu'aux moutons, on ne sèmera que du trèfle blanc, car il est moins susceptible de nuire à ce bétail que le trèfle rouge, dont les effets, d'ailleurs, sont détruits par leur mélange avec le fromental.

On peut faire trois bonnes coupes par an si on ne le consacre pas au pâturage d'automne. Il dure longtemps et est d'un très-grand rapport en le fumant seulement tous les trois ans pendant l'hiver.

Ray-grass ou fromental de France.

On le cultive absolument comme le précédent; il est impropre au pâturage, mais il donne une excellente qualité de foin et en grande abondance. On peut le mêler avec du trèfle noir, de l'avoine ou du sainfoin. On donne 30 kilogr. par demi-hectare et 10 kilogr. de graine de sainfoin. Quand on le sème seul on en met 40 kilogr.

Garance.

La garance est originaire d'Orient.

Elle se sème à la fin de mars, à la volée, sur une terre forte et argileuse, bien défoncée et bien preparée. On donne deux boisseaux de graine par demi-hectare. Il y a peu de cultures dont le produit égale celui de cette plante. On ignore généralement qu'elle peut servir de pâturage aux bestiaux pendant quatre ans au moins, et que ses racines arrachées au bout de ce temps ne perdent rien de leurs propriétés tinctoriales. Elle offre le double avantage que ses tiges servent de nourriture au bétail et que ses racines sont livrées à l'industrie.

Les vesces.

La vesce exige un sol glaiseux, non pas positivement riche; mais elle réussit mieux, surtout en fane, quand le terrain est de bonne qualité. Comme on la cultive généralement plutôt pour être consommée en vert que pour sa graine, on la fumera. Les semailles doivent être faites au commencement d'avril et peuvent être continuées jusqu'à la fin de mai, elle aura encore le temps de mûrir. Si on voulait l'employer en vert ou la réduire en fourrage sec avant sa maturité, on pourrait la semer jusqu'à la fin de juin. Lorsqu'on la destine à cet usage, on la fauche quand elle est en pleine fleur. Il serait pourtant avantageux de ne la faucher que lorsque les siliques sont un peu développés, on y gagnerait en quantité et en qualité.

Les vesces peuvent donner deux pousses en fauchant la première lorsqu'elles commencent à mettre en boutons ; mais il faut qu'elles soient sur un sol très-riche, et encore la seconde récolte se réduit presque toujours à peu de chose : il y a donc désavantage, et les deux récoltes réunies ne valent souvent pas celle d'une seule coupe.

Lorsque les vesces sont fauchées en vert, elles n'altèrent en rien la fécondité du terrain, surtout si on laboure immédiatement après les avoir enlevées; il arrive même que la récolte qui suit est plus abondante que celle qui vient après la jachère.

Les bestiaux préfèrent la paille de vesces à celle des pois, après qu'elles ont rendu leur graine; quelques personnes l'assimilent même au foin.

Sa graine peut se conserver plus de 10 ans.

Le sainfoin ou esparcet.

Comme nous l'avons déjà dit au commencement de cet ouvrage, le sainfoin exige une terre calcaire et ne vient réellement bien que sur un sol qui contient des parties de chaux ou de craie. Lorsque la couche inférieure est ainsi composée, on peut être assuré d'une bonne récolte, la couche végétale serait-elle mince et des plus mauvaises [1].

Le sol serait-il des plus riches, s'il ne renferme aucun principe calcaire, la récolte est au moins insignifiante, quand elle ne se réduit pas entièrement à rien. La plante levera bien et paraîtra même très-garnie la première année, mais ses touffes se perdront au lieu de se fortifier.

Nous recommanderons aussi de purger la terre de toutes les mauvaises herbes, surtout du pourpier sauvage et du chiendent.

1. Nous avons indiqué les moyens de connaître la nature des terrains au chapitre : *Qualités du sol.*

Le sainfoin se sème ordinairement en mars et avril sur les orges et les avoines, quelquefois aussi en automne; mais presque partout les semis de printemps sont préférables. Lorsque les racines ont bien pénétré dans le sol, on traite le sainfoin comme le trèfle et la luzerne, en le hersant fortement. Après cette opération on lui donne un peu d'engrais, surtout des cendres et du plâtre, si l'on veut augmenter ses produits dans une grande proportion. Il peut durer vingt ans dans le meilleur état de conservation sur un sol réunissant les conditions ci-dessus énoncées. Il est bon de ne le faucher qu'une seule fois la première année pour le laisser taller; on peut le faucher trois fois les années suivantes.

Cette plante, plus intelligente que nous, va chercher ce que nous ne savons pas lui donner, les principes nutritifs du sous-sol pour en enrichir la surface; c'est par ce travail que les sainfoins produisent sur leur chaume retourné, de si belles récoltes plusieurs années de suite sur des champs qui auparavant ne rendaient même pas les frais de la semence qu'on leur confiait. Personne n'ignore combien leurs racines améliorent les terrains.

Le sainfoin croît sur la déclivité des coteaux, sur la crête des montagnes les plus arides et y donne des fourrages qui sont, à juste titre, plus estimés que les trèfles et les luzernes. Il est apéritif, nourrissant et fait abonder les vaches en lait; mais il ne faut pas le leur donner pur, parce qu'il a la propriété de les engraisser.

Luzerne.

La luzerne étant originaire des climats chauds, résiste aux chaleurs continues. Elle exige un sol tempéré, riche et bien exposé, profondément labouré et parfaitement préparé; mais elle craint de rencontrer une argile compacte où l'eau croupit, parce qu'elle redoute par-dessus tout les terrains humides.

Nous avons souvent remarqué des luzernières qui avaient coûté beaucoup plus de frais qu'elles n'avaient rapporté de produits. Il n'en serait pas ainsi si le cultivateur savait leur donner les terrains qui leur conviennent : un sol composé de sable et d'argile, ou mieux encore, d'argile et de chaux, lors même que celle-ci se trouverait au-dessous de la couche végétale et n'entrerait pour rien dans sa composition. Il convient donc, pour s'assurer du succès d'une bonne récolte, de choisir le terrain qui lui est propre. A cet effet, on fouille la terre au-dessous de la couche végétale pour reconnaître sa composition, car dans les endroits où la nature du sol varie beaucoup, les produits de la luzerne sont toujours douteux, attendu que cette plante dépérit sur les couches qui ne lui conviennent pas.

Quand la luzerne est vieille, on la rajeunit par un hersage fort et profond. Celles qui sont jeunes peuvent aussi recevoir cette opération, qui, nous devons le dire, lui devient indispensable pour acquérir de la force et se conserver longtemps en bon état et en vigueur. Le hersage, comme on le voit, loin de nuire au développement de cette plante, comme quelques personnes pourraient le craindre, lui est d'autant plus favorable qu'elle est plus profondément déchirée.

Une luzernière n'a besoin d'être fumée que tous les deux ans, en alternant avec les engrais minéraux, tels que la marne, la chaux, les cendres et le plâtre, qui sont très-efficaces. Si elle est bien entretenue et coupée avant que les fleurs soient entièrement ouvertes, elle peut être fauchée cinq fois dans une année. Une luzernière dure trente ans, mais il est bien rare d'en voir de cet âge et même qui aient plus de 5 à 6 ans : j'en ai cependant rencontré qui avaient 15 ans et qui n'avaient rien perdu de leur vigueur.

Le trèfle.

Le trèfle a l'avantage de venir sur tous les terrains, même sablonneux, s'ils sont profondément labourés, bien cultivés et engraissés. Sur les sols argileux et calcaires, il croît beaucoup mieux, tout en exigeant moins de soins. Il pousse si abondamment et si vigoureusement sur les terrains marneux qu'il domine vite toutes les mauvaises herbes et les étouffe. Sur les terres de cette nature si on le mêle aux céréales, on ne devra le semer qu'après qu'elles seront levées. On passera ensuite le rouleau pour enterrer la graine, ce qui n'a aucun inconvénient pour les jeunes pousses des grains. Si on le semait en même temps que les céréales, elles courraient grand risque d'être étouffées. On peut le semer indistinctement sur les céréales de printemps ou d'automne dans les terrains qui ne sont pas particulièrement propres à sa culture. On le sème avec plus d'avantage parmi le sarrasin et le colza ou parmi d'autres végétaux qui aient de l'affinité avec ceux-ci. On donne 3 kilogr. de graine par journal quand le terrain est bien préparé et qu'il se trouve dans des conditions favorables, et 4 kilogr. si ces conditions ne sont pas réunies.

Pour augmenter le produit du trèfle, nous conseillons au cultivateur de le herser hardiment lorsqu'il commence à donner sa pousse de seconde année. Cette opération, qui au premier abord peut lui sembler d'un mauvais effet, n'en donnera pas moins, comme pour la luzerne, les plus satisfaisants résultats.

La graine du trèfle veut être légèrement enterrée, et s'il se trouve des vides dans une pièce, on peut les attribuer à l'épaisseur de la couche qui la recouvre dans ces endroits et l'empêche de lever; on ne doit donc la semer qu'après le hersage et non avant, contrairement à ce qui se pratique habituellement, et ensuite passer le rouleau. Cependant on peut faire exception pour les terrains poreux, où elle peut être semée avant le hersage, parce qu'elle traverse sans difficulté la terre qui la recouvre.

On ne doit faucher le trèfle que lorsque les fleurs commencent à s'épanouir, car, plus tôt, on s'exposerait à une grande perte de récolte, attendu que c'est le moment où il donne son plus fort jet, et que dans un intervalle de huit jours la récolte peut augmenter du double. Les produits seraient encore plus grands en fauchant plus tard; mais la pousse suivante serait alors moins abondante, ce qui reviendrait à peu près au même.

Le trèfle ne saurait donc durer plus de trois ans, à moins qu'on ne veuille l'employer comme pâturage, car à la quatrième année il perd considérablement; et encore ne pouvons-nous pas prendre cette durée pour règle générale, attendu qu'il y a des terres où il est très-beau la première année et où il diminue sensiblement la seconde, et d'autres, au contraire, où il est faible la première et très-fort la seconde.

Il donne ordinairement trois coupes.

Lorsque la saison a été sèche, il arrive que la première est faible, et souvent on a le tort de ne pas la faire à l'époque habituelle, dans l'attente que la pluie viendra augmenter la végétation. On doit, au contraire, s'empresser de faucher, afin que si la température devient humide, la coupe suivante puisse pousser avec vigueur : de cette manière, la seconde peut devenir plus abondante que la première, et quelquefois la troisième plus belle que la seconde.

Il est trop généralement prouvé que le trèfle améliore la terre, pour que nous cherchions à le démontrer ; seulement nous dirons qu'il doit être bien garni et vigoureux, afin qu'il puisse lui conserver son humidité et lui communiquer les sucs nutritifs qu'il reçoit de l'atmosphère.

On reconnaît que la graine est bonne à récolter quand elle a la couleur violette. Pour la semence, on devra se défier de celle qui sera brune, parce qu'elle aura été brûlée en la chauffant pour la battre.

La chicorée.

Cette plante demande un sol riche, glaiseux-sablonneux et un labour profond. Elle se sème au printemps à la volée ; mais nous avons reconnu qu'il était plus avantageux de la semer par rayons ; nous recommandons donc cette dernière méthode. La chicorée n'exige pas d'amendement, ou du moins très-peu, car si on lui donnait beaucoup d'engrais, ses racines se pénétreraient d'un mauvais goût.

Les feuilles se fauchent au commencement d'août et donnent une coupe extraordinairement supérieure aux autres plantes fourragères et exercent une influence très-salutaire sur la santé du bétail en même temps que sur la qualité du lait. Une pareille coupe peut se renouveler plusieurs fois sans altérer en rien la racine dont on se sert, *trop volontiers*, dans le commerce pour augmenter la quantité du café, après avoir été infusée dans l'eau bouillante, grillée et moulue comme le café même.

Quelques personnes prétendent que la chicorée cultivée plusieurs fois dans un même terrain en épuise tellement les qualités nutritives qu'elle le rend impropre à la récolte des céréales, à moins d'engrais abondants. Nous pouvons assurer qu'on a considérablement exagéré les faits. Cette plante offre, de plus, l'avantage de servir pendant de longues années de pâturage aux moutons qu'elle engraisse vite.

La navette.

Cette plante exige un sol riche, un peu compacte et naturellement fertile. Sur une terre légère elle serait facilement déracinée par la gelée et ne donnerait que des produits insignifiants. Les engrais qu'on lui donne doivent être bien incorporés à la terre.

La navette se sème de la mi-août au commencement de septembre.

Si à l'entrée de l'hiver les plantes sont vigoureuses et présentent une couleur d'un vert foncé et que les conduits d'écoulement soient bien disposés, on a toutes les chances possibles d'une bonne récolte, parce qu'elles n'ont pas à redouter le retour alternatif de la gelée et du dégel qui les déchausse quand elles sont faibles, les étiole et les fait périr.

A l'égard des autres soins, on suivra les indications données pour la culture du colza.

Du colza.

Le colza croît à l'état sauvage en Sicile et aux environs de Naples.

Cette plante comprend deux espèces distinctes : le colza d'automne et le colza de printemps. Ces deux espèces sont généralement confondues par le cultivateur, auquel il importe cependant de bien les distinguer dans l'intérêt de leurs produits, attendu que si on les sème ensemble, l'une a achevé sa maturité, quand l'autre est encore en pleine végétation.

Le colza d'automne se sème ordinairement du 15 juillet au 15 août. On peut même le semer plus tôt, puisqu'il ne vient jamais à graine la première année. On le sème immédiatement après le labour, bien hersé et roulé, puis on passe de nouveau la herse pour le couvrir.

Il aime à être semé clair ; 3 kilogrammes de graine suffisent pour un journal, car lorsque les tiges sont trop rapprochées, elles se gênent dans leur végétation, s'affaiblissent, s'étiolent et quelquefois même se perdent pendant l'hiver, de sorte qu'un semis trop fort peut faire manquer entièrement la récolte, parce qu'il résiste moins bien aux influences rigoureuses de l'atmosphère.

Il faut avoir soin de bien assainir la terre, soit par le drainage, soit simplement par les rigoles d'écoulement, afin que la gelée et le dégel alternatifs ne déracinent pas les plantes, ce qui a toujours lieu sur un terrain humide. On évite cet inconvénient en semant le colza à raies ou à sillons. Cette méthode est d'autant plus avantageuse qu'elle favorise la destruction des mauvaises herbes en même temps qu'elle facilite les moyens de butter la plante par le relèvement des côtés affaissés du sillon.

Cette espèce de colza arrive ordinairement à sa maturité dans la première quinzaine de juin. Il ne faut pas attendre que tous les siliques soient mûrs, car les premiers s'ouvriraient et laisseraient échapper leurs graines. Lors donc que les graines ont la couleur d'un brun noirâtre le moment est venu de faire la récolte.

Le colza de printemps se sème du moment où l'on n'a plus à redouter les gelées, jusqu'au 1er juillet, sans craindre qu'il n'atteigne pas sa complète maturité qui a toujours lieu à la fin de septembre.

Il demande un sol riche, bien préparé, plutôt un peu humide que trop sec, afin que la semence lève le plus vite possible et échappe ainsi aux mauvaises herbes et aux pucerons.

Si l'on s'aperçoit que la récolte s'annonce mal, il sera prudent, pour ne pas risquer d'occuper inutilement le terrain, de la renverser et de mettre à sa place des céréales d'automne.

Après avoir battu le colza on a l'habitude de brûler les tiges ou d'en faire du fumier, tandis qu'on peut les utiliser plus avantageusement en donnant les siliques et le bout des branches aux moutons qui les mangent avec appétit.

Parmi les ennemis de cette plante nous citerons le *puceron* qui la dévore aussitôt qu'elle est germée ; la *souris* qui cause de grands dégats aux tiges et à la graine, et le *charançon* qui dépose dans la fleur ses œufs d'où sort un petit ver qui vide les siliques.

Pour chasser le *puceron*, il suffit de semer sur les feuilles, lorsqu'elles sont humides, de la suie et des cendres. Les moyens de se débarrasser de la *souris* et du *charançon* sont indiqués au chapitre de la destruction des animaux et insectes nuisibles.

Rabiole, turneps ou gros navet.

Cette plante vient sur les terrains profonds,

légers et bien amendés. Elle se sème en juin ou juillet; on donne 2 kilogr. par demi-hectare sur la jachère ou même sur le chaume labouré, hersé et roulé.

La culture de cette racine est d'autant plus avantageuse qu'elle n'occasionne presque pas de frais et que son produit est considérable; elle est une excellente nourriture pour le bétail, et spécialement pour les vaches auxquelles elle rend le lait aussi abondant et aussi bon en hiver qu'au mois de mai. Elle a de plus l'avantage de remplacer les fourrages, rares à cette époque de l'année, d'être très-salutaire aux animaux en les préservant des maladies que le fréquent usage de fourrages secs peut leur occasionner, et, en outre, d'ameublir la terre. Si l'on veut avoir de belles racines, il faut les éclaircir à la cinquième feuille, les biner et les sarcler. On coupe les feuilles en septembre pour les bestiaux, et on arrache en octobre les racines dont on se sert l'hiver tant pour les besoins du ménage que pour la nourriture des animaux.

Le panais.

Le panais nous vient d'Arabie.

Il exige un sol riche et humide. Il se sème en mars comme la carotte et se cultive de même. Il doit être semé clair, autrement il ne prend pas de vigueur; il surpasse celle-ci en produits et en facultés nutritives, et exerce comme elle une grande influence sur l'abondance et les qualités du lait. Il donne en quantité des feuilles, dont le goût est très-agréable au bétail. On devrait le cultiver en grand, ne serait-ce que pour ses feuilles qui repoussent sans interruption et fournissent ainsi des ressources considérables. Il a de plus l'avantage de passer l'hiver en terre et d'y attendre les besoins de la consommation sans craindre la gelée.

Mais malheureusement cette plante est comme tant d'autres, elle reste en oubli, personne n'y porte la moindre attention. Il suffirait pourtant qu'un seul homme intelligent, ami du progrès et du bien-être général, la cultivât pour donner l'élan; elle serait bientôt propagée en raison de l'abondance et de la qualité de ses produits.

Grande pimprenelle.

Nous ne parlerons que de la grande espèce, la petite ne se cultivant que dans les jardins.

Elle se sème au printemps ou à l'automne, mais plus avantageusement dans cette dernière saison; sa culture est la même que celle de l'avoine; on donne 6 kilogr. de graine par demi-hectare.

Cette plante est l'une des moins exigeantes, elle vient sur des terres plus que médiocres et même sans engrais.

La primprenelle est un des plus riches produits que nous ayons; elle peut durer plus de vingt ans en terre, se faucher cinq fois par an et servir de pâturage l'hiver; elle nourrit, rafraîchit et engraisse le bétail, qui peut en manger autant qu'il veut sans inconvénient. — On ne le conduira cependant pas au champ pendant une grande rosée.

Le chanvre.

Cette plante nous vient de l'Inde et de la Perse.

Elle demande un sol léger, meuble, profond en terre végétale et un peu humide de sa nature. Les étangs et les mares desséchés, les marais assainis, mais ne contenant aucune parcelle de tourbe, conviennent par-dessus tout à la culture du chanvre, aussi le trouvons-nous toujours dans les vallées et les bas-fonds.

On peut le cultiver plusieurs années de suite sur les terrains qui réunissent ces conditions. Si l'on n'avait que des terres sèches à lui donner, on les amenderait fortement avec des fumiers gras bien consommés.

C'est une des plantes dans lesquelles les deux sexes sont parfaitement distincts. Les plus belles variétés sont celles de l'Alsace et du Bas-Rhin; elles élancent leurs tiges jusqu'à 3 mètres de hauteur.

On peut le semer dès que l'on n'a plus à craindre les gelées, c'est-à-dire au mois de mai, et même vers le 15 avril si le temps le permet. On l'enterre légèrement à la herse. Il aime, comme les céréales, à être semé clair, autrement il n'y aura que les tiges qui prendront le dessus qui se fortifieront et étoufferont celles du dessous, qui ne donneront que du fretin. Il y a évidemment perte de semence et de produit, car le fretin interceptant l'air aux tiges intermédiaires les arrêtera dans leur croissance.

La culture du chanvre est d'un produit élevé et d'un écoulement facile, tant pour sa filasse qui sert à la confection du linge et des cordages, que pour sa graine qui donne beaucoup d'huile et des tourteaux qui sont très-estimés et recherchés.

On arrache ordinairement le mâle lorsqu'il a perdu sa poussière seminale et qu'il a pris une teinte jaune, ce qui a lieu au commencement d'août. On coupe ses racines avant de le faire rouir, parce qu'elles ne donnent qu'une grossière et mauvaise filasse dont on ne peut tirer aucun bénéfice.

Le lin.

Le lin demande un sol naturellement riche, léger et mêlé de sable; il réussit surtout d'une manière remarquable sur une terre marneuse et meuble. Si elle ne réunit pas entièrement ces conditions, il faut préalablement l'amender. Aucun engrais n'est plus favorable que les débris de chaux, les cendres, le fumier de volaille ou la colombine jetés à la volée.

Les céréales viennent généralement mal à la suite du lin; mais les pois et le trèfle y trouvent les éléments d'une forte végétation. Le lin, à son tour, réussit très-bien aussi sur le chaume rompu du trèfle, après le chanvre, et tous les herbages. Il suffit d'un seul et profond labour, d'un bon hersage avant l'ensemencement, et du rouleau ensuite pour couvrir la graine.

La graine de lin, comme toutes les autres graines, dégénère quand on ne la récolte pas dans les conditions désirables. Il est donc essentiel, pour éviter ce grave inconvénient, de ne la récolter que dans un parfait état de maturité. On reconnaît qu'elle a atteint le degré convenable quand elle est jaunâtre, brillante, d'un goût et d'une odeur agréables. On fera bien de ne semer que la graine de deux ans, car plus elle est vieille, mieux elle vaut.

En bonne culture on divise la graine en trois catégories : la première est destinée à la semence; la seconde à l'huile et la troisième à la nourriture des animaux.

Cette plante ne peut donner des produits de quelque importance, sur le même emplacement, qu'après huit ou neuf années d'intervalle.

Il y a encore une foule d'autres plantes à filasse et à huile, mais leurs produits ont trop peu de valeur pour que nous nous en occupions ici.

Animaux et insectes nuisibles.

De tous les animaux que le cultivateur doit appréhender, nous n'en connaissons point de plus redoutables que les rats et les souris, qui joignent à leur insatiable avidité la faculté de pulluler, de se reproduire d'une manière effrayante.

Cinquante couples de ces animaux produiront mille individus dans une première année et dix mille et plus dans deux années. On ne pourra jamais assez imaginer de moyens pour arriver à la destruction de ces animaux qui causent des pertes considérables là où ils séjournent.

Un savant observateur a évalué, d'après des calculs assez approximatifs, que les dégâts causés en France par les rats et les souris, ne pouvaient pas être estimés annuellement à moins de 32 millions.

On peut les détruire d'abord en leur opposant un ennemi dangereux, qui est le chat, ensuite par des piéges dans lesquels on les attire par quelques débris de noix un peu grillés, ou avec du pain rôti trempé dans l'huile. Quand leurs bataillons envahissent les habitations, on emploie un moyen de destruction plus prompt que ceux que nous venons d'indiquer, c'est l'arsenic, connu vulgairement sous le nom de mort-aux-rats, préparé avec une pâte façonnée en boulettes, faite de farine de seigle imprégnée d'huile, que l'on jette ensuite dans les endroits fréquentés par les rats.

On a soin, pour rendre cette dernière mesure plus efficace, de tenir à leur disposition quelques vases pleins d'eau imprégnée elle-même d'une toute petite dose d'arsenic. Les rats, après avoir mangé les boulettes, sont immédiatement atteints d'une soif ardente qui, étant étanchée par l'eau arséniquée, leur donne une mort presque instantanée. Cette mesure, quoique très-bonne en elle-même, offre le désavantage d'empoisonner les chats, qui se repaissent des cadavres empoisonnés: ceux des rats qui regagnent leur retraite, y meurent et produisent par leur pétrufaction une odeur suffoquante, surtout dans la saison d'été. Enfin nous recommandons de tout notre pouvoir aux cultivateurs soigneux de leur récolte, d'employer à la fois tous les moyens qui peuvent tendre à la destruction de ces animaux nuisibles.

Charançon. — Le charançon n'est malheureusement que trop connu des cultivateurs par les ravages que cause sa larve dans les granges et dans les greniers ; sa propagation s'opère avec une rapidité incroyable. Ce n'est pas le charançon lui-même qui produit les dégâts regrettables que nous signalons ici, mais son couvain à l'état de larve.

Voici les moyens à employer pour arrêter la multiplication de ces insectes, car ce n'est pas la myriade, que l'on voit et que l'on peut détruire en mettant sur le blé des feuilles âpres (bourrache, consoude), c'est la larve, placée dans le grain, qu'il s'agit de détruire pour arrêter la reproduction. Une étuvée d'eau très-chaude peut seule arrêter la multiplication qui, comme je viens de le dire, est hors de toute proportion, et, lorsque le mal est fait, on peut encore prévenir le mal à venir, en mettant des plantes à odeur très-forte, telles que la rhue, le romarin, sur les tas de blé : les insectes s'en éloignent ou n'en approchent pas.

Lorsque le blé est au grenier, on peut, à deux mètres du tas, frotter d'ail les carreaux en décrivant autour une espèce de cercle; cette odeur suffit pour les tenir à distance et les empêcher d'arriver au tas.

Les autres moyens reconnus par l'expérience pour la destruction des charançons, sont :

1° Un froid de 7 à 8 degrés centigrades;

2° Un séjour prolongé dans des vaisseaux hermétiquement fermés;

3° Une température de 100° ou une légère torréfaction à 75°;

4° Une double aspersion d'eau bouillante.

Il est encore plusieurs autres espèces nuisibles à l'agriculteur, mais elles ne sont ni aussi généralement répandues, ni autant à craindre que celles dont nous venons de parler.

Les taupes commettent des ravages considérables aux prairies naturelles et artificielles, aux céréales et aux jardins : il est donc d'un grand intérêt pour le cultivateur de les voir disparaître de ses propriétés. Pour y parvenir on enterrera jusqu'à ras terre un vase en poterie au cou allongé, au large ventre et verni intérieurement, dans lequel on mettra une taupe envie, qui, se trouvant prisonnière, appellera les autres à son secours : elles se précipiteront dans le pot d'où elles ne pourront plus sortir, glissant sur les parois vernies du vase. Par ce moyen employé deux ou trois fois, on détruira toutes les taupes du voisinage.

UN MOT SUR LE BORNAGE.

Le bornage est le seul moyen d'empêcher les envahissements de voisins avides, et d'éviter des procès toujours ruineux pour ceux qui les entreprennent.

Tout propriétaire, aux termes de l'art. 646 du Code civil, peut obliger ses voisins au bornage des propriétés qui lui sont contiguës.

Le bornage peut se faire à l'amiable entre les parties. Elles choisissent un arpenteur capable lorsqu'elles ne peuvent ou ne veulent pas faire elles-mêmes l'arpentage.

Si les parties ne peuvent s'entendre sur la nomination des experts, ce qui arrive assez communément, elles s'adressent à la justice. Un jugement intervient alors, qui nomme trois experts; les experts font un rapport et un plan qui sont déposés au greffe, et si le tribunal adopte le travail des experts, les parties sont obligées de s'y conformer.

Le bornage se fait à frais communs, soit qu'il se fasse à l'amiable ou par voie de justice; mais si l'un des propriétaires résiste et qu'il faille le concours de la justice, il n'y a bien entendu que les frais d'opération de bornage qui se payent en commun; les frais et dépens sont payés par celui qui succombe.

Conversion des mesures agraires anciennes en nouvelles et réciproquement.

Pour mettre les cultivateurs à même de convertir les nouvelles mesures agraires en anciennes et réciproquement, nous avons cru devoir donner le tableau des réductions.

La perche des eaux-et-forêts avait 22 pieds carrés.

L'arpent était composé de 100 perches de 22 pieds.

La perche de Paris avait 18 pieds carrés.

L'arpent était composé de 100 perches de 18 pieds.

L'*are* est l'unité des mesures nouvelles : il pourrait être considéré comme la perche métrique ayant 10 mètres de côté ou 100 mètres carrés. Il est moindre que le double de la perche dont la surface représente $102^{m},14^{d}$ carrés : différence $2^{m},14$.

L'*hectare* se compose de 100 ares ou 10 000 mètres carrés.

	Pieds carrés.	Toises carr.	Mètres carrés
Perche des eaux-et-forêts...........	484^{p}	$13^{t},44^{p}$	$51^{m},07$
Arpent des eaux-et-forêts...........	48,400	1,344 ,44	5,107, 20
Perche de Paris....	324	9	34 ,19
Arpent de Paris....	32,400	900	3 418, 87
Are...............	947 ,7	26 ,32	100
Hectare...........	94,768 ,2	2,632 ,45	10,000

Conversion des arpents de 100 perches carrées de 22 pieds linéaires en hectares.

1 arpent vaut 0 hectare 51 ares 07 centiares.
2............1........02.....14 —
3............1........53.....22 —
4............2........04.....29 —
5............2........55.....36 —
6............3........06.....43 —
7............3........57.....50 —
8............4........08.....58 —
9............4........59.....65 —
10............5........10.....72 —

Conversion des arpents de 100 perches carrées de 18 pieds linéaires.

1 arpent vaut 0 hectare 34 ares 19 centiares.
2............0........68.....38 —
3............1........02.....57 —
4............1........36.....75 —
5............1........70.....94 —
6............2........05.....13 —
7............2........39.....32 —
8............2........73.....51 —
9............3........07.....70 —
10............3........41.....89 —

Conversion des hectares en arpents de 22 pieds la perche.

1 hectare vaut 1 arpent 95 perches 80 centièmes de perche.
2..........3.......91........60 —

3 hect. valent	5 arpents	87 perches	41 centièmes de perche.	
4	7	83	21	—
5	9	79	01	—
6	11	74	81	—
7	13	70	61	—
8	15	66	42	—
9	17	62	22	—
10	19	58	02	—

Conversion des hectares en arpents de 18 pieds la perche.

1 hectare vaut	2 arpents	92 perches	49 centièmes de perche.	
2	5	84	99	—
3	8	77	48	—
4	11	69	98	—
5	14	62	47	—
6	17	54	97	—
7	20	47	46	—
8	23	39	95	—
9	26	32	45	—
10	29	24	94	—

Ces données suffiront aux cultivateurs pour établir de mémoire la conversion d'une quantité quelconque d'ares en perches et réciproquement. Qu'il s'agisse, par exemple, de convertir 32 ares 60 centiares en perches ou carreaux : en doublant le nombre 32 ares 60c on aura 65 perches 20 centièmes approximativement. La différence étant peu sensible on la néglige ordinairement dans la pratique.

Nous avons adopté l'*arpent* et la *perche* comme termes de comparaison, parce que ces mesures sont plus généralement connues.

CULTURE DE LA VIGNE.

Plantation.

Le meilleur moment pour planter la vigne dans un climat chaud ou tempéré, est celui qui suit la chute des feuilles des sarments, c'est-à-dire à partir du commencement d'octobre jusqu'au 15 novembre. Dans les pays froids ou humides on ne la plantera que depuis la fin de février jusqu'à la première quinzaine de mai, afin que les sarments n'aient pas à souffrir des injures du temps, surtout ceux à moelle abondante qui gèlent facilement.

La manière de planter la vigne diffère selon les contrées : dans les unes on la plante pêle-mêle; dans les autres on la plante uniformément, sur des lignes droites parrallèles, tracées à un mètre de distance. Ce dernier mode est assurément préférable au premier, tant pour la culture, le transport des engrais, l'enfouissement des feuilles, que pour la maturité du raisin qui mûrit plus vite étant plus librement pénétré par l'air et le soleil.

Elle se plante en fossés de 15 cent. de profondeur que l'on recouvre après y avoir placé le sarment ou la chevelue à un mètre de distance; ou à la fichée au moyen d'un pieu en fer ou en bois ferré, avec lequel on fait un trou pour y ficher la crossette. Le premier mode est préférable, dans ce sens qu'il cultive la terre et la dispose à recevoir plus facilement les influences de l'air et active la végétation; le second est plus commode et plus prompt, surtout dans les sols rocheux.

Si on a planté en automne on donnera la première façon en mars; si, au contraire, on n'a planté qu'au printemps, on la donnera en mai, à la suite ou à l'approche de la pluie.

La vigne se plaît dans les terrains chauds et légers : elle vient également dans les terres froides et humides, mais elle exige des engrais chauds et abondants; malgré cela le raisin a toujours peu de qualité. Elle se perpétue par marcottes et par boutures. Ces boutures s'appellent crossettes et doivent être de la longueur de 5 ou 6 œils en comprenant la partie en dehors du dernier œil et le talon, qui doit être coupé sur un bois de deux ans.

Taille.

Quelques auteurs pensent « qu'il fait toujours « bon à tailler quand le temps le permet. » Nous ne partageons pas entièrement cette opinion, car l'expérience nous a souvent démontré que la vigne taillée de bonne heure donnait toujours beaucoup de bois et que taillée tardivement elle en produisait moins et beaucoup plus de fruits. La première année, la vigne sera taillée à un seul œil; la seconde à deux, afin de favoriser l'extension du pied et de ses branches. Lorsqu'elle est arrivée à une certaine force et qu'on veut la préparer à produire, on donne trois bourgeons à la branche forte; sur un cep vigoureux on peut en laisser quatre ou cinq : s'il est faible on n'en donnera que deux ou trois au plus, pour ne pas le fatiguer et l'affaiblir. Il y a cependant des espèces qui désirent être taillées beaucoup plus long : ce sont le muscat, le picardan, etc., qui ne produisent presque rien étant taillés courts.

Il faut laisser un onglet de 12 à 15 millimètres au-dessus de l'œil et faire la coupe oblique du côté opposé au bourgeon sur lequel on taille. Si au-dessous des tailles il pousse de beaux bourgeons on les taillera suivant leur force.

Le but de la taille est de décharger ou charger, rapprocher, concentrer et renouveler la vigne.

Depuis le moment de la taille jusqu'à la vendange on donne trois façons à la vigne : la première au mois de mars; la seconde en mai et la troisième après la Saint-Jean.

Ébourgeonnement.

Quand la vigne sera défleurie et le raisin noué, on retranchera tous les bourgeons faibles, les bourgeons doubles, triples et quadruples sortant d'un même œil, les bourgeons venus contre l'ordre, à moins qu'ils ne doivent servir à rajeunir le cep. En un mot, après que l'on a choisi les plus beaux bourgeons, tant pour la récolte que pour la taille suivante, on supprime toutes les autres pousses.

On fera de fréquentes visites pour retirer les bourgeons nuisibles, et les nilles ou vrilles qui ne cessent de se reproduire et altèrent le cep.

On rognera aussi le bout des branches lorsqu'elles auront atteint une certaine hauteur, pour ramener au cœur du cep et lui donner de la force, la sève qui gagne les extrémités. Cette opération est nécessaire pour nourrir et faire grossir le raisin.

Dans les années tardives, il est utile de retirer les feuilles du cep pour exposer le raisin aux influences de l'air et aux rayons directs du soleil, afin d'en activer la maturité. On ne devrait pas arracher ces feuilles comme on le fait ordinairement, mais les couper pour ne pas altérer les œils à fruit qu'elles supportent et sur lesquelles on fera la taille prochaine.

Fumage.

Le vrai moment de fumer la vigne est depuis la vendange jusqu'à Noël, attendu que l'humidité de la saison incorpore l'engrais avec la terre et que le pied et les racines en reçoivent les effets. Si l'on pouvait la fumer avec du guano, de la colombine ou du fumier de volaille, on obtiendrait des résultats extraordinaires en qualité et en quantité. Les fumiers ordinaires en augmentent bien le produit, mais aussi ils en diminuent la qualité ; cela est tellement reconnu, qu'anciennement on interdisait, sous peine d'une forte amende, le droit aux propriétaires des crûs en réputation de fumer leurs vignes.

Nous ne parlerons pas de la manière de greffer la vigne : les moyens de la reproduire et de la varier par boutures et par chevelues sont trop faciles et trop prompts pour qu'on s'arrête à la pensée de la greffer.

MALADIE DE LA VIGNE.

Ses causes, — Sa guérison.

Depuis huit ans la maladie de la vigne a envahi le territoire de la France et s'y est propagée avec une effrayante rapidité ; chaque année elle a exercé des ravages considérables sur tous les vignobles.

Partout où l'on a observé cette maladie, on a reconnu qu'elle se déclarait par l'apparition d'un champignon qui, en se développant, s'étend sur sur la surface du cep comme une moisissure blanchâtre, semblable à la cendre dont on l'aurait parsemé. Plus tard, le sarment se couvre de taches noires, les feuilles languissent, se recoquillent et s'étiolent, la grume du raisin se durcit, se fend et se dessèche. C'est à cette maladie qu'on a donné le nom d'*oïdium*.

Ces petits champignons qui s'implantent sur toutes les parties du cep et du raisin, quoique imperceptibles à l'œil nu, n'en possèdent pas moins tous les organes de la reproduction, les racines, les tiges et la graine. Il n'est donc pas étonnant que l'oïdium se soit si vite propagé, puisque ses germes reproducteurs peuvent être dispersés çà et là par les courants d'air.

Pour combattre ce fléau destructeur de nos récoltes vinicoles, on a tenté de nombreux essais qui ont plus ou moins réussi. D'abord on a fait usage de la chaux vive mêlée à la poudre de soufre; ensuite on a employé le soufre pur; mais ces moyens ont paru tellement longs, difficiles et minutieux, que la plupart des personnes ont renoncé à leur application, en sacrifiant ainsi, par leur incurie ou leur négligence, la récolte à tous les effets de la maladie, ayant la conviction, d'ailleurs, qu'elle avait sa cause dans la sève, et, par conséquent, était incurable.

Cette opinion est tombée quand il a été démontré que l'oïdium disparaissait par le contact du soufre en évaporation, des sulfures de chaux, de soude et de potasse, et même par le seul frottement des parties atteintes.

Aujourd'hui qu'il est évidemment prouvé que

la maladie ne tient aucunement de la nature du cep et qu'on peut la guérir par le soufre, nous allons indiquer les moyens de l'employer.

Jusqu'ici on ne s'est servi que du soufre en poudre sec. Ce mode, très-salutaire il est vrai, exige réellement un travail et des soins particuliers qui en rendent l'application difficile, surtout sur une grande étendue et à une époque où les travaux des céréales, d'un autre côté, réclament tous nos instants. Nous avons porté notre attention sur un moyen plus facile, plus prompt et plus économique, c'est l'emploi du soufre en fumigation. Son évaporation pénétrant les pores des petits champignons qui forment l'oïdium, les détruit radicalement. Cette opération doit être faite au moment où la maladie se déclare et par un temps sec. Elle sera renouvelée si l'oïdium tend à reparaître.

Nous n'aurons plus à employer de préférence les soufres sublimés dont le prix est beaucoup plus élevé, par les frais de fabrication, que celui des soufres triturés. Les sulfures de chaux, de soude, de potasse, qui n'avaient pas la même efficacité que le soufre, employés secs, parce qu'ils n'ont pas comme lui la propriété de se volatiliser peu à peu par la chaleur de la température, produiront les mêmes effets par la fumigation. Nous aurons économie de temps, de peine et de dépense.

Nous nous dispenserons d'indiquer la manière d'opérer, chacun de nous sachant approprier un vase quelconque à ses besoins; nous ferons seulement connaître le moment le plus favorable de l'application.

Lorsqu'on verra paraître quelques tachetures blanches sur les jeunes pousses, et les feuilles prendre une teinte jaunâtre, particulièrement aux dentelures, ce qui a ordinairement lieu à la fin de mai ou au commencement de juin, on s'empressera de pratiquer le soufrage à sec ou par la fumigation.

C'est au moment de la floraison que l'oïdium est le plus dangereux, il ne faut donc alors rien négliger pour l'arrêter, car si l'on attendait quelques jours il serait trop tard, les grains de la grappe seraient perdus. Si, au contraire, on agit avec prévoyance, on peut être sûr d'arrêter les progrès de la maladie et de la guérir.

Les vignes malades doivent être cultivées avec le plus grand soin, afin de donner toute la vigueur possible à la végétation. Celles qui sont taillées de bonne heure souffrent moins que celles qui l'ont été tardivement.

On pense généralement que le fumier favorise le développement de l'oïdium. Nous pourrions nous abstenir de leur donner cet engrais pendant la période que peut encore parcourir cette maladie qui, nous devons l'espérer, ne sera pas de longue durée, car elle a déjà sensiblement décru dans des contrées et presque entièrement disparu dans d'autres, où il n'y avait guère, cette année, que les treilles d'attaquées.

Moyens d'augmenter le vin.

Dans les années de médiocre récolte, il est bon d'avoir quelques moyens d'augmenter sa quantité de vin. Lorsqu'on aura foulé la vendange dans le tonneau, on versera un quart d'eau dessus qu'on laissera bouillir ensemble pendant dix jours ; il en sortira un vin agréable en goût et en couleur.

On emploie bien déjà des procédés à peu près semblables ; mais ils diffèrent de celui-ci en ce que le raisin est mis tout entier dans la pièce, ce qui ne donne pas tout à fait le même résultat en qualité.

Vin mixte.

Immédiatement après avoir tiré le vin de la cuve, on jettera sur le marc des poires écrasées qu'on laissera bouillir aussi longtemps qu'on le désirera, c'est-à-dire suivant la couleur qu'on voudra donner au vin qui, formé de la poire et du raisin, sera excellent et très-agréable à boire. Après qu'on l'aura soutiré on pourra jeter de l'eau sur le résidu, et on obtiendra encore une bonne boisson pour l'ordinaire du ménage.

Conservation du vin.

Le vin peut rester pendant des siècles enfoui dans la terre sans rien perdre de sa qualité. Pline rapporte que, dans un banquet donné par Pamponius au fils de l'empereur Germanicus, on a servi des vins qui avaient 200 ans d'existence. Thevet affirme avoir vu à Lemnos un vase de terre contenant un demi-muid de vin trouvé dans des ruines qui avait plus de 700 ans, ainsi que l'indiquait une inscription trouvée sur le vase.

En 1557, en fouillant les ruines du vieux château de Loudun, on a découvert un caveau dans lequel on a trouvé un tonneau entier qui est tombé en poussière au contact de l'air; mais la lie qui s'était affermie et avait pris la consistance et la forme d'un second tonneau fut percée et trouvée pleine du plus excellent vin qu'on eût jamais bu.

DEUXIÈME PARTIE.

CULTURE DES JARDINS.

Exposition.

Les jardins doivent être exposés au midi ou au levant, à l'abri des vents du nord, et fermés de murs d'environ 3 mètres de hauteur, ou, à leur défaut, de fortes haies vives. Les murs sont préférables, parce qu'ils ont l'avantage de garantir plus sûrement les arbres, les jeunes plants et les semis, des vents directs ou réfléchis qui détruisent tout ce qui subit leur influence. Ils permettent, en outre, de diriger les espaliers et la vigne et de leur donner toute l'extension désirable; facilités que les haies n'offrent pas : elles ont de plus l'inconvénient de servir de refuge aux animaux et insectes nuisibles.

Les jardins doivent être pourvus de bonne eau, ne contenant aucun principe acide.

Il faut, autant que possible, choisir une terre franche, c'est-à-dire ni trop légère ni trop compacte. Si cependant l'emplacement n'offrait pas cet avantage et que le terrain fût trop meuble, on lui donnerait du corps en y mêlant de l'argile et en l'amendant avec des fumiers gras; si, au contraire, il était trop compact, on le corrigerait avec du sable et du fumier de cheval; mais il serait alors nécessaire de lui donner plusieurs labours pour bien le mélanger et y faire pénétrer l'air et la chaleur.

Pépinières.

Pour être sûr de la qualité et de la variété de ses arbres il faut les élever soi-même et ne planter que ceux d'une belle venue.

On peut planter les noyaux en pleine terre dès le mois de décembre et semer les pépins dans les endroits où l'on n'a pas à redouter le dégât des oiseaux.

Pour activer la germination des noyaux on les met dans un vase entre deux lits de sable, lequel est placé dans un lieu frais et même humide : s'ils n'étaient pas germés au printemps on les exposerait au soleil après les avoir arrosés.

Aussitôt que le germe est formé on les plante à 30 centimètres de distance et à une profondeur de 6 centimètres.

Choix et plantation des arbres.

On ne doit planter que des arbres forts, vigoureux, si l'on ne veut pas s'exposer à occuper inutilement son terrain. On reconnaît qu'un arbre est d'une bonne venue, si la greffe, n'ayant qu'un an, est droite, a l'écorce fine, lisse, et la tige garnie de bons œils bien disposés pour donner les branches nécessaires à la forme avantageuse de l'arbre. Si la greffe a plusieurs années, elle doit être munie de belles branches réunissant les conditions que nous venons d'indiquer.

Quand on déplante un arbre pour le changer de place, il faut avoir soin de ne pas endommager ses racines et d'ébarber, avant de le replanter, les racines chevelues si elles sont fraîches, et de les retrancher si elles sont hâlées. On rogne aussi ses branches, afin de mettre la sève en mouvement. S'il y avait quelques racines rompues on les couperait au-dessus du mal.

Si l'on plante l'arbre à la place d'un arbre mort, on changera la terre en remplissant le trou avec de bonne terre neuve.

Les arbres, en général, demandent deux labours par an ; le premier aura lieu au commencement de l'automne et le second à la fin de l'hiver. Il est inutile de leur donner de l'engrais tant qu'ils sont vigoureux et en bonne santé, parce qu'ils pousseraient trop de bois, ce qui nuirait à la production et à la qualité des fruits. Ceux qui languissent et qui ne donnent qu'une faible pousse ont besoin d'être ranimés par des fumiers gras bien consommés, des terres neuves et quelques arrosements avec du jus de fumier.

La boue des rues mise en tas et laissée pendant un an aux influences de la température, est ce qu'il y a de meilleur pour entretenir la fraîcheur au pied des arbres et leur donner de la vigueur en cas de dépérissement.

DIFFÉRENTES MANIÈRES DE GREFFER.

—

Greffe en fente.

La découverte de l'art de greffer paraît due au hasard. On l'attribue à un berger qui, en réparant sa loge, fourra, sans y faire attention, le bout d'une branche vive dans le tronc d'un arbre fraîchement coupé.

Nous nous occuperons d'abord de la greffe en fente, comme étant la plus facile pour les personnes qui n'ont pas l'habitude de greffer, et la plus usitée dans les campagnes pour les arbres en plein vent et d'une certaine grosseur.

Au premier mouvement de la sève, et même un peu avant, on scie la tige ou la branche que l'on veut greffer, à l'endroit où l'écorce est lisse et sans nœuds, on l'unit, puis on la fend par le milieu jusqu'à 5 ou 6 centimètres.

On prend une greffe de l'année précédente, et sur un beau sujet de même famille et de même espèce, afin qu'il y ait identité dans la conformation des organes et la durée de la sève [1] : on la taille en biseau que l'on diminue insensiblement vers son extrémité inférieure, de manière qu'elle s'adapte bien avec la fente entrouverte avec un coin de bois, et que l'écorce de la greffe corresponde exactement à l'écorce du sujet et n'en forme pour ainsi dire plus qu'une quand la fente est refermée. C'est ainsi que les deux sèves s'unissant assurent le succès de la greffe. Si le sujet est assez gros pour en contenir deux, on en place une à chaque extrémité de la fente. Le coin étant retiré on bouche les fentes avec de la terre glaise que l'on recouvre de mousse, puis d'écorces vertes, larges de deux doigts, ou de paille tressée, afin d'entretenir la fraîcheur au pied de la greffe et empêcher l'eau d'y pénétrer.

1. Nous avons fait des essais en croisant les espèces : quelques-uns ont réussi ; mais ils n'ont jamais donné de résultats bien satisfaisants.

Greffe en écusson.

Vers la fin de la seconde sève, mais assez tôt pour que l'écorce du sujet puisse se détacher facilement, on fait une incision un peu plus longue que l'écusson avec la lame du greffoir ou simplement d'un couteau : à l'extrémité inférieure on en fait une autre horizontale ou perpendiculaire à la première; ces deux incisions représentent un T renversé ayant cette forme ⊥ : on détache un bel œil avec son écorce, d'une longueur d'à peu près 2 centimètres et d'une largeur de 8 millimètres, en forme de carré long. On décolle chaque côté de l'incision faite au sujet, puis on y glisse l'œil de manière que son écorce soit recouverte de chaque côté par les lèvres du sujet et s'adapte parfaitement à la ligne horizontale. On lie ensuite le tout en ne laissant que l'œil à découvert.

On appelle écussonner à *œil dormant*, les écussons faits au déclin de la seconde sève, c'est-à-dire du 15 juillet au 15 septembre, parce que l'œil ne s'ouvre qu'au printemps : ceux qui sont faits pendant la première sève se nomment *à la pousse*, parce qu'une quinzaine de jours après l'œil se gonfle et jette sa pousse.

Il y a une autre manière d'écussonner qui est préférable à la précédente, parce qu'elle est plus facile et plus prompte et qu'elle offre plus de garantie de succès : on l'appelle *à emporte-pièce*, sans doute à cause du nom de l'instrument avec lequel on l'exécute. On enlève l'écorce du sujet à la place de laquelle on substitue une écorce à œil qui aura exactement les mêmes dimensions, puisqu'elle est découpée avec le même outil. On lie la greffe comme il a été dit plus haut.

Il existe une mauvaise pratique, même parmi les pépiniéristes, pour la greffe en général : c'est de greffer toujours beaucoup trop près du pied, tandis qu'on ne devrait jamais opérer qu'à une distance d'au moins 15 centimètres au-dessus de la naissance des racines. L'expérience a souvent fait reconnaître les inconvénients de ce procédé.

Greffe en flûte.

On tire d'une jeune pousse bien unie un tuyau d'écorce long d'à peu près 3 centimètres, auquel on laisse deux bons œils : on étête la branche que l'on veut greffer, laquelle doit être de la même grosseur que le bourgeon; puis on en fait sortir un tuyau semblable que l'on remplace par le tuyau que l'on veut greffer dessus. On couvre les jointures de terre glaise ou de cire pour empêcher l'air et la chaleur de dessécher la sève.

Si le tuyau du bourgeon se trouvait trop petit pour s'adapter à la branche qui doit le recevoir, on le fendrait du côté opposé à l'œil : dans ce cas on ajouterait une bande d'écorce fraîche pour remplir l'intervalle : si, au contraire, il était trop large, on en retrancherait une bande. Ces addition ou suppression n'exercent pas d'influence sur le succès de l'opération; cependant il vaudrait mieux qu'il y eût identité de dimensions.

On applique ce genre de greffe à toutes sortes d'arbres au moment de la sève.

Le pêcher se greffe sur le prunier, l'amandier et sur des sujets de pêcher élevés de noyaux.

L'abricotier se greffe en écusson à œil dormant, sur le prunier, le pêcher venu de noyau et même sur l'amandier.

Greffe en couronne.

Ce genre de greffe, comme tous les autres, ne se fait que lorsque l'arbre est assez en sève pour que son écorce puisse facilement se décoller. On le scie à l'endroit où l'on veut le greffer, on unit la coupe avec une serpe ou une plane, on enfonce entre le bois et l'écorce un petit coin de bois un peu arrondi d'un côté et presque plat de l'autre, qui approche le plus possible de la conformation de la tige pour ne pas endommager l'écorce du sujet en la décollant. On taille la greffe comme un cure-dent en plume, puis on la glisse à la place du coin, de manière que le côté taillé s'applique sur la partie ligneuse du sujet.

Voici une autre manière d'opérer beaucoup plus simple, et, sans contredit, aussi bonne que la précédente. On enlève sur le sujet une petite pièce d'écorce de la longueur ajustée de la partie de la greffe taillée en cure-dent et à la place de laquelle on pose la greffe du côté que nous avons indiqué plus haut; on la fixe ensuite par une ligature quelconque. On place ainsi à 10 centimètres de distance les greffes autour de la partie ligneuse du sujet : on couvre de terre glaise ou de toute autre matière grasse et malléable, l'extrémité de la tige et les interstices, afin que la sève ne soit pas séchée par la chaleur ou lavée par la pluie, ce qui, dans l'un comme dans l'autre cas, compromettrait les chances de succès.

Ce mode de greffer peut très-bien s'appliquer aux branches comme à la tige et se faire tant *à la pousse* qu'à *œil dormant*. Il ne convient pas au pêcher ni à l'abricotier, car l'écorce de deux ans ne contient déjà plus assez de sève pour se prêter à ce genre d'opération.

Nous nous abstiendrons de parler de la greffe en languette et de plusieurs autres, parce qu'elles ne sont que la répétition de celles que nous venons d'indiquer et qu'elles sont peu usitées.

Direction à donner aux espaliers.

Les branches d'un arbre que l'on veut mettre en espalier doivent être étendues le long du mur dans une direction oblique et opposée en forme de V ouvert, et disposées avec régularité, sans se gêner, sans vide ni sans confusion. S'il pousse des bourgeons sur le devant des branches on les supprime et on ne conserve que ceux qui sont placés de manière à pouvoir se prêter facilement à suivre la direction qu'on doit leur donner.

Cette disposition des branches, loin de nuire à la végétation, en entretient l'égalité dans toutes les parties de l'arbre, tout en offrant un plus agréable coup d'œil.

De la taille.

La taille n'a pas seulement pour but de donner aux arbres une forme plus régulière et plus gracieuse, mais principalement de les rendre féconds en produits et en qualité, en les provoquant, par ce moyen, à ouvrir tous leurs bourgeons qui reçoivent la partie de sève qui se serait répandue dans toute l'étendue de la branche au préjudice du fruit, résultat que ne donnent point les arbres en plein vent : la taille doit donc être considérée comme l'une des parties les plus importantes de leur culture.

La coupe doit être nette et en tallus, faite du côté opposé à l'œil et commencée à la distance de 2 millimètres au-dessus de son support : prise plus près elle l'exposerait à périr ou le réduirait à ne produire qu'un bourgeon faible et stérile; prise plus loin elle laisserait un onglet qui se recouvrirait difficilement ou qui ferait prendre la forme de trompette à la pousse qui s'échapperait de l'œil terminal.

Les branches coupées à la scie doivent ensuite être unies avec la serpette, autrement la sève se retirant de leur extrémité elles ne peuvent plus se recouvrir et finissent par périr.

La taille peut se pratiquer sur tous les arbres depuis la chute de leurs feuilles jusqu'au premier mouvement de leur sève ; mais on ne saurait attendre jusqu'à cette dernière époque sans leur porter un grave préjudice, même aux pêchers, aux abricotiers, et surtout aux arbres faibles et vieux, qui perdraient, par l'absence de la grande quantité de sève déjà répandue dans la partie des branches qui doit être retranchée, la force qui leur est si nécessaire pour guérir leurs plaies, garantir leur fleurs de l'épuisement et activer le développement de leurs feuilles; car, il faut bien le reconnaître, plusieurs maladies des arbres, telles que les chancres, la gomme, la langueur, etc., n'ont d'autre cause que la taille faite trop tard. Aussi est-il à remarquer que les arbres taillés d'hiver se portent toujours beaucoup mieux que ceux taillés en d'autres temps.

La taille variant selon les espèces d'arbres nous traiterons de chaque espèce en particulier.

Taille du poirier et du pommier.

Le poirier et le pommier produisent des branches à bois et des branches à fruits.

Les branches à bois donnent des bourgeons à branches et des boutons à fruits. Elles peuvent seules, par leur disposition et leur force, produire les bourgeons nécessaires à l'extension de l'arbre. Les derniers œils des branches taillées ne doivent donner naissance qu'à des bourgeons à bois; le dernier de ces nouveaux bourgeons doit être plus fort que l'avant-dernier, et celui-ci plus fort que celui qui le précède; s'il en est autrement et que ces proportions ne soient pas exactement suivies, il y a désordre dans l'organisation.

Les branches à bois seules sont susceptibles d'être taillées. Les fortes produisent de 3 à 5 bourgeons; les moyennes de 2 à 3, et les faibles un seul. On doit bien se garder de donner trop de longueur à la taille, car les premiers œils vers la base ne s'ouvriraient pas et les bourgeons à bois seraient extrêmement faibles. Si on n'en donne pas assez on tombera dans un autre inconvénient, non moins grand que le premier, attendu qu'il ne poussera que des branches à bois et aucun bourgeon à fruit; la sève pourra, en outre, refluer sur les tailles précédentes et faire dégénérer les branches à fruits.

On doit donc prendre un moyen terme entre le trop et le pas assez de longueur.

Il serait difficile de déterminer une limite à la taille, attendu qu'elle doit être proportionnée à la vigueur ou à la faiblesse du sujet sur lequel on opère; seulement nous dirons qu'on peut tailler à peu près à la moitié de leur longueur les branches fortes ; les faibles à peine au tiers, les courtes, garnies de boutons à fruits se taillent très-longs et quelquefois même ne se taillent pas, à moins que leur position n'exige qu'on ne leur fasse produire que des branches à bois pour garnir les vides de l'arbre; alors on les taille à deux ou trois œils au plus. Si une branche prend trop de vigueur, on lui donne une longue taille qu'on laisse chargée de tous ses bourgeons à fruits; si, au contraire, elle est faible on la taille très-court pour la décharger et lui donner de la force.

Lorsque des bourgeons qu'on nomme *gourmands* naissent sur les anciennes tailles, produits par quelques maladies, telles que la gomme, les chicots, les chancres, les calus, etc., par une taille trop courte, le dépérissement ou l'avortement des œils, de grandes plaies, il ne faut pas enlever ces bourgeons, car au lieu de détruire le mal on ne ferait que l'entretenir.

Si un bourgeon de cette sorte est sorti du reflux de la sève, par suite d'une taille trop courte, on le palisse dans le sens de la branche d'où il naît : si à la taille suivante il ne peut pas être avantageusement placé, on ravale la branche sur ce *gourmand*, qu'alors on taille fort long, afin qu'il puisse donner passage à la sève nécessaire aux parties enlevées par le ravalement.

Nous laissons, du reste, le soin aux personnes qui s'occupent des arbres, de tirer tout le parti possible de ces singuliers bourgeons que l'on a beaucoup trop souvent occasion d'étudier. Si l'on est forcé de les retrancher parce qu'ils font dégénérer les branches à fruits, on couvrira la place qu'ils auront laissée, de crainte que la sève, en s'en échappant, n'interrompe son cours naturel, n'épuise par là les autres bourgeons et ne les fasse périr.

On distingue facilement les branches à fruits des branches à bois; les premières sont droites, perpendiculaires à la branche d'où elles sont sorties ; tandis que les branches à bois y forment toujours un angle aigu.

En résumé, avant de tailler un arbre, nous l'examinerons d'abord dans son ensemble, ensuite dans ses détails pour connaître son état et nous rendre bien compte des effets de la dernière taille et pour retrancher ce qui pourrait intercepter le cours de la sève.

Nous commençons par les branches inférieures que nous taillons à une longueur qui ne permette d'issue que pour les bonnes productions et non aux bourgeons chétifs. Nous les déchargeons, en outre, des bourgeons faibles, en retranchant les uns comme nuisibles et en cassant les autres pour en obtenir du fruit. Cette partie de l'arbre doit toujours être soulagée, recevant moins que les autres la sève qui tend toujours à monter; nous supprimerons donc tout ce qui pourrait la consommer en pure perte, ne conservant que ce qui est réellement susceptible de bons produits. Au milieu, nous allongeons un peu plus la taille, nous conservons beaucoup de petites branches que nous cassons pour le fruit au lieu de les enlever. Dans le haut, nous laissons toutes celles qui ne font pas confusion, et nous pouvons donner une taille longue aux bourgeons forts, en évitant, toutefois, de donner à l'arbre la forme désagréable qu'on appelle ordinairement *queue de paon.*

Nous ajouterons qu'il faut ne tailler courts que les meilleurs bourgeons, conserver ceux qui percent sur le vieux bois et qui sont propres à remplacer les branches sèches ou celles qui sont malades, ne casser ni ne laisser aucune branche faible ou inutile.

Ce que nous venons de dire pour le poirier et le pommier peut s'appliquer au prunier.

Taille du pêcher.

Si on laisse le pêcher abandonné à lui-même

sans le tailler, il n'y aura que les bourgeons de l'extrémité de ses branches qui seront un peu forts, les autres seront grêles, effilés et incapables de produire ni fruits ni bois et quelquefois même de pouvoir passer l'hiver. Au bout de quelques années, cet arbre ne donnera plus que des pousses faibles et quelques fruits sans qualité : la gomme et les chancres viennent envelopper leur base, les font languir et mourir en peu de temps. Il est donc indispensable de le tailler, parce que, libre, il pousse plus de bois que la sève n'en peut nourrir, et que, dans ce cas, elle aurait à entretenir trop d'œils et ne produirait que des bourgeons chétifs, altérés, au lieu de bourgeons forts garnis de bons œils.

Le pêcher en produit de trois sortes :

1° Des œils simples qui donnent une fleur et un bourgeon;

2° Des œils doubles qui donnent un bourgeon et une fleur ;

3° Des œils triples qui donnent un bourgeon entre deux ou plusieurs fleurs. Il se trouve quelquefois de petites branches intermédiaires de 4 ou 5 centimètres qui contiennent un bouquet d'œils à fruits terminé par un œil à bois. Toutes les branches du pêcher produisent indistinctement des branches à bois et des branches à fruits ; on pourrait, à la rigueur, ne leur donner aucune désignation, cependant nous nommerons *branches à bois* tous les bourgeons qui donnent de l'extension à l'arbre, et *branches à fruits* ceux qui sont susceptibles d'en produire.

Les branches à bois se taillent de 10 ou 12 centimètres jusqu'à un mètre, suivant la vigueur de l'arbre. Si la taille précédente a été allongée dans la crainte du faux bois ou du reflux de la sève et qu'elle ait donné de beaux bourgeons, ou la ravale sur le plus fort qu'on taille long : on taille comme branches à fruits tous les bourgeons inférieurs. Si contre l'ordre il est venu des bourgeons forts sur une taille trop courte on la ravale aussi sur le plus fort qu'on taille également long.

La gomme et les chancres étant beaucoup plus fréquents et plus nuisibles au pêcher qu'à toute autre espèce d'arbre, on ravale autant qu'on le peut pour avoir moins de branches à couper.

Les branches à fruits se taillent suivant leur nombre, leur longueur, l'état et la force de l'arbre. On ne doit donc pas laisser autant de branches à fruits sur un arbre vieux et fatigué que sur un arbre jeune et vigoureux. Les branches à fruits d'un arbre faible se taillent à deux ou trois œils ; celles d'un arbre fort à quatre ou cinq.

Les jardiniers qui n'ont pas une grande expérience de la taille du pêcher ne peuvent jamais se résoudre à réduire à quatre ou cinq œils une branche qui en porte quelquefois une vingtaine de beaux, persuadés que plus ils en laissent, plus ils récolteront de fruits. S'ils se rendaient bien compte que le pêcher taillé dans ces conditions produirait beaucoup plus de bois et de bourgeons qu'il n'en peut nourrir, ils n'hésiteraient pas à le décharger du bois inutile qui le fatigue, le ruine et prive de nourriture la trop grande quantité de fruits qu'on a laissés, car une pêche ne peut réellement devenir belle si elle n'a à ses côtés un bourgeon qui l'alimente.

La plupart des autres arbres dont les branches à fruits rapportent pendant plusieurs années sans s'allonger beaucoup, diffèrent du pêcher sous le rapport de la taille, en ce que celui-ci n'en donne que peu et rarement de très-courtes, et encore qui ne durent qu'une année. Le pêcher ne produisant ni bois ni fruit sur le vieux bois, il est indispensable d'en faire naître en taillant courtes les branches à fruits pour qu'il ne se dégarnisse pas. Si la taille était allongée, le grand nombre de leurs fleurs les fatiguerait, et les rendrait bientôt improductifs.

A la taille suivante, on ravalera les branches à fruits sur les bons bourgeons. En continuant ainsi d'année en année, les branches à fruits acquièrent peu de longueur et se conservent longtemps vigoureuses.

Si le printemps a été froid et humide, et que les premiers œils des bourgeons soient simples, on taillera de 1 à 3 œils les bourgeons susceptibles de donner des branches à fruits l'année suivante : on en allonge quelques-uns pour se procurer du fruit ; mais s'ils n'ont pas répondu aux espérances on les retranchera à l'ébourgeonnement.

Taille de l'abricotier.

La taille de l'abricotier a pour but principal de le décharger d'une quantité de fruits qu'il ne pourrait pas nourrir, de remplir les vides et de lui donner une forme convenable. Cet arbre est très-sujet à la gomme, qui occasionne souvent la perte de ses branches et même le fait périr. Pour prévenir cette maladie, il faut le tailler avant le premier mouvement de la sève. On taille long les plus fortes branches à fruits et les autres à 2 ou 3 œils pour donner des branches à fruits pour l'année prochaine.

Comme le pêcher, il a des œils simples, doubles et triples, mais il en diffère en ce qu'il donne des bourgeons sur son bois le plus vieux : comme le prunier, il a des branches à fruits dans le même ordre et garnies dans toute leur lon-longueur d'œils à fruits et quelques boutons à bois. Chaque bouton ne contient qu'une fleur.

Aucun arbre n'exige plus de soins et d'exactitude dans l'opération de l'ébourgeonnement. On supprime tout ce qui est inutile à la taille ; c'est du reste, le vrai moyen de le préserver de bien des plaies.

Les branches malades ou mortes se coupent tout près de la branche qui les supporte, en faisant attention de ne pas endommager l'écorce.

Ébourgeonnement.

L'ébourgeonnement n'est pas comme la taille, l'ouvrage du moment, mais une occupation à laquelle on doit veiller continuellement, parce que les bourgeons nuisibles, arrachés dans un endroit reparaissent ailleurs, et que si on les laissait subsister ils absorberaient une partie de la sève au détriment de l'arbre et du fruit.

Lorsque les fruits sont noués, c'est-à-dire du 15 mai au commencement de juin, on ébourgeonne les arbres. Si leurs bourgeons sont vigoureux on les casse près de leur empatement qui conserve assez de sève pour donner le développement aux boutons à fruits : on les supprimera entièrement sur les arbres faibles ou vieux. Il est pourtant quelquefois nécessaire d'en conserver, c'est lorsqu'ils peuvent donner une forme régulière à l'arbre et consommer la surabondance de sève qui ferait naître du faux bois aux jeunes arbres.

Il ne faut donc pas retrancher, sans examen préalable, tous les bourgeons qui semblent inutiles dans le moment, mais bien s'assurer au contraire, s'ils peuvent devenir nécessaires plus tard pour remplacer des branches mortes ou malades. C'est une des opérations qui demandent peut-être le plus d'attention et de discernement.

Pour bien traiter les arbres il faut observer le caractère particulier à chaque espèce; l'une pousse peu de bois, l'autre beaucoup, de gros bourgeons et de petits; l'une donne du fruit dès ses premières années, l'autre n'en produit que tard.

On doit donc appliquer les règles suivant les espèces et les variétés.

Maladies des arbres.

Les arbres, comme les animaux et les plantes, sont sujets à plusieurs maladies : les unes sont causées par la nature du sol où ils sont plantés, les autres sont attribuées aux intempéries. En effet, sur un même terrain on voit languir certaines espèces d'arbres, tandis qu'à côté on en voit pleins de santé et de vigueur.

Lorsque les pruniers, les cerisiers et quelques variétés de pommiers, espèces dont les racines ne pivotent pas, seront plantés sur un terrain sec et trop meuble, ils ne donneront que de faibles pousses, dépériront et se dépouilleront de leurs feuilles avant le temps, ou elles jauniront et prendront la rouille; leurs fruits seront maigres et sans qualité, et quelques années de sécheresse encore ils seront ruinés. Il convient alors, pour éviter la perte des arbres, d'enlever pendant l'hiver la terre de dessus les racines en forme d'entonnoir, sans pourtant les laisser à découvert, afin que les pluies les pénètrent bien ; puis en février on les recouvrira de fumier ou de gazon, pour les préserver du hâle et de la sécheresse et entretenir une fraîcheur constante à leur pied.

Le tuf, le sable, l'argile, la glaise, la grande humidité, la maigreur et l'éfritement du terrain peuvent occasionner la *rouille* et la *jaunisse.*

Chancres, ulcères et contusions.

On évite ces maladies aux arbres en les nettoyant à l'automne. On retire la mousse où les insectes déposent leurs œufs et trouvent un abri contre la gelée, de manière qu'au printemps il naît des milliers d'insectes qui infestent et dévorent les premières pousses; on enlève les vieilles écorces gercées où les pluies et les neiges séjournent, se corrompent et carient la seconde écorce et le bois, ce qui engendre les chancres et les ulcères.

Si le mal existe, il faut couper les parties cariées jusqu'au vif et les recouvrir de bouse de vache, qu'on enveloppera de mousse humide assujettie avec une ligature pour entretenir longtemps la fraîcheur.

On agira de même à l'égard de la *brûlure* ou *enflure* et de l'*exfoliation*.

Quand les gros arbres sont enveloppés d'une écorce épaisse, calleuse et dure qui resserre la seconde écorce au point d'empêcher la libre circulation de la sève, on enlèvera cette première écorce avec une petite hache ou une cognée à main jusqu'à l'épiderme de la seconde, qui, une fois dégagée de son enveloppe et soumise aux influences de l'air, reprendra son cours naturel.

La gomme.

C'est un dépôt du suc coagulé qui s'attache

au bois et à l'écorce, ou seulement à l'écorce des arbres; on l'attribue à un excès de sève âcre, corrosive et grossière qui rompt ses artères. En retirant simplement la gomme on ferait périr l'arbre, attendu qu'elle se reproduirait jusqu'à l'epuisement de la sève. Il est donc nécessaire de retrancher les branches dépérissantes, sèches et de couper la partie malàde jusqu'au vif. On couvre ensuite la place de bouse de vache que l'on recouvre elle-même de mousse attachée fortement pour conserver l'humidité.

La cloque.

Cette maladie gonfle les feuilles, les couvre d'aspérités et de poussière sale et gluante au printemps. Elle vient de la faiblesse de l'arbre produite par la mauvaise nature du terrain. Quelques personnes pensent qu'elle est occasoninée par le changement subit de la température. Cette opinion ne nous semble pas fondée; car, s'il en était ainsi, tous les arbres du même voisinage en seraient attaqués en même temps; c'est le contraire qui a lieu : en effet celui-ci est attaqué et celui d'à côté est préservé : pourquoi cette préférence sous la même influence de température? Nous devons conclure de là qu'elle n'est pas, comme on pourrait le supposer, la cause principale de la *cloque*.

Lorsque l'arbre est atteint, mais que le mal est stagnant et que les feuilles commencent à tomber, on taille les bourgeons à un ou deux œils, s'ils sont bons, et près de leur naissance s'ils sont mauvais. On dégage ensuite les racines de l'arbre que l'on arrose abondamment avec du jus de fumier additionné d'un peu d'eau, ou avec de la lessive. On modifie ainsi la nature du sol, on rétablit les forces de l'arbre et on lui donne une nouvelle vie.

La lèpre, le blanc ou le meunier.

Comme cette maladie provient des mêmes causes que la *cloque*, elle réclame naturellement le même traitement. C'est un duvet blanc ou poussière qui couvre les feuilles, les fruits et les bourgeons du pêcher, quelquefois de l'abricotier, du pommier et du prunier. Si l'on n'apporte pas remède à cette maladie, qui reparaît tous les ans, elle finira par faire mourir l'arbre.

DESTRUCTION DES ANIMAUX ET INSECTES NUISIBLES.

Le loir, ou rat des jardins.

Quand ce petit animal, qui dort tout l'hiver, sort de son inertie, c'est un fléau pour les jardins dont il dévore les fruits à mesure qu'ils mûrissent. Au mois de mai, lorsqu'il se réveille, on lui tend des piéges amorcés de fruits, ou on lui fait une préparation de noix vomique rapée et de graisse, dans laquelle on aura fait frire de petites croûtes de pain qu'on placera sur les murs, à l'abri de la pluie. Attiré par l'odeur, il viendra manger cet appât dont il est très-friand et sera frappé d'une mort presque instantanée.

La taupe.

On sème sur sa route de la noix pilée avec de l'arsenic.

Les *mulots* qui les suivent ordinairement peuvent être détruits par les mêmes moyens ou avec des *quatre en chiffre*.

Les chenilles.

Si l'on attendait plus tard que le commencement du printemps pour les détruire avec le plus grand soin, elles ruineraient promptement les arbres et dévoreraient les légumes; car après leur éclosion on ne pourrait plus y parvenir à cause de leurs nombreuses générations. On doit donc, dès qu'on aperçoit leur retraite, couper le bout de la branche, l'écraser ou plutôt la jeter dans le feu. Nous pensons que c'est le meilleur moyen à employer, car si on les brûle sur l'arbre avec la flamme de paille, on endommage les branches, on dessèche les bourgeons et le remède devient alors pire que le mal.

On doit apporter la même attention à l'égard des haies vives et des arbres qui avoisinent les jardins et les vergers, attendu que ces insectes se répandraient comme un essaim destructeur sur les jeunes pousses et les feraient périr.

On emploiera le même moyen pour la destruction des *pucerons*.

Le plus sûr moyen de détruire les *punaises de bois* qui rongent les tissus cellulaires des feuilles et l'épiderme des plus beaux fruits, les *limaçons* qui rongent les feuilles et les pousses tendres, les *lisets* qui coupent les jeunes bourgeons et l'embryon des fruits, les *perce-oreilles* qui perforent les feuilles et se logent dans les fruits, sera de leur faire la chasse et de les écraser.

Punaise ou gale-insecte.

Cet insecte dégoûtant s'attache au pêcher, à l'abricotier, quelquefois au prunier et à la vigne, les couvre presque entièrement d'une écaille ou gale qui arrête le parcours de la sève, l'appauvrit, fait suinter la gomme et ruine les arbres en peu de temps.

Il faut avoir soin en les taillant de les nettoyer avec une grande précaution jusque dans les gerçures de l'écorce, avant l'éclosion de leurs œufs. On fera une seconde revue au commencement de mai pour détruire celles qui auraient échappé à la première.

Cet insecte, comme beaucoup d'autres, attaquant de préférence les arbres faibles, il sera bon de les amender pour leur donner de la vigueur.

Lorsqu'un arbre sera tourmenté par les fourmis on le nettoiera avec soin, et pour qu'elles n'en approchent plus désormais on graissera le pied de l'arbre jusqu'à 1 décimètre de terre, avec l'huile d'olive et de noix que l'on saupoudrera de poussière de charbon de bois; on pourra étendre autour du pied, mêlés ensemble, de la cendre, du charbon pilé, de la sciure de bois et de la suie.

Etablissement des couches.

Les couches chaudes sont d'un grand produit par la vente à prix toujours très-élevé des primeurs. Tout cultivateur qui a du fumier aurait donc tout avantage à en établir, puisqu'il pourrait les soigner l'hiver au moment où les travaux des champs lui laissent quelque repos, et d'autant mieux qu'il est assuré de trouver facilement et sûrement l'écoulement de ses produits vers les grands centres de population, par les lignes de chemins de fer qui sillonnent déjà une grande partie de la France.

Les couches chaudes se font avec de la paille qui n'a servi de litière aux chevaux que pendant une ou deux nuits. On la trie de presque tout le crottin et on l'emploie de suite. Si l'emploi ne peut pas être immédiat, on dépose le fumier dans un endroit exposé à l'air et au soleil, mais préservé de la pluie et de l'humidité. On le remuera trois ou quatre fois de deux en deux jours; à chaque fois on y mêlera des feuilles sèches de chêne ou de la fougère, ou des cendres, ou des balles de blé, de sorte que le mélange de ces matières égale environ le quart du fumier; de cette manière son feu sera moins brûlant et entretiendra plus longtemps une chaleur modérée.

On choisit un endroit bien abrité et sec pour établir la couche, à laquelle on donne 1 mètre de hauteur, quand elle doit servir depuis le mois de décembre jusque dans la dernière quinzaine de février, et 60 centimètres seulement si elle ne doit servir que de cette dernière époque à la fin d'avril. On y étend ensuite, le plus également possible, une épaisseur de 30 centimètres de fumier nouveau. Après l'avoir bien marché, on fait un second lit, puis un troisième et un quatrième s'il est nécessaire pour donner à la couche la hauteur convenable. Si le fumier était sec, on le mouillerait de manière à provoquer la chaleur, et on le couvrirait alors de 5 centimètres de terre riche bien préparée.

Afin que la couche ne se déforme pas, on pourra l'entourer de planches retenues avec des piquets et remplir les vides avec de la terre.

Une dizaine de jours après, la couche sera affaissée; on s'assurera du degré de chaleur, et si elle est supportable, on couvrira la couche de 16 à 20 centimètres de terre, suivant la longueur des racines des plantes qu'on veut y élever; cette terre doit être préparée longtemps d'avance pour qu'elle soit bien pénétrée par l'air : on y placera les cloches ou châssis, en ayant soin que l'air ne pénètre pas dans l'intérieur; alors on pourra semera ou transplanter.

Une couche de bon fumier et bien établie peut conserver sa chaleur pendant 15 jours. Lorsqu'elle commence à se ralentir, on met 60 centimètres de fumier neuf arrangé et foulé autour de la couche. Une dizaine de jours après on le retirera pour y ajouter d'autres parties de fumier neuf.

On renouvellera ainsi les réchauds de temps

à autre pour entretenir le degré de chaleur nécessaire. Si l'on remplissait de tan bien foulé le tour de la couche en l'établissant, elle conserverait fort longtemps sa chaleur sans avoir besoin de réchauds.

Guide de l'Agriculteur pour les travaux de chaque mois.

JANVIER.

Travaux des champs.

Continuer le labourage des terres qui doivent être ensemencées ou plantées au printemps; défoncer surtout les terres fortes;

Nettoyer les raies d'écoulement et en ouvrir de nouvelles si le besoin l'exige, — épierrer, marner;

Profiter des jours de gelée pour transporter les fumiers et les autres matières destinées aux compost, — répandre les fumiers et autres engrais.

Travaux de la vigne.

Porter les engrais dans les fosses, les couvrir. Terrer les ceps, faires les provins, préparer les échalas.

Travaux des jardins.

Bêcher et enfouir le fumier. — Façonner légèrement les fosses d'asperges, les couvrir de fumier court. — Faire les nouvelles fosses, les couches à champignons, semer sur couches les melons, les concombres hâtifs, la chicorée amère, les radis, le céleri, le cresson, le pourpier, le cardon, le chou d'Alsace, le chou-fleur tendre, etc. — Semer les fèves et les pois hâtifs, la laitue, la romaine verte, les carottes hâtives, les ognons de saint Antoine.

Continuer la plantation des jeunes arbres. — Enlever le bois mort des vieux, les fumer, les émousser et les écheniller.

Commencer la taille des pommiers, poiriers et pruniers à floraison précoce, en espalier et en quenouille.

FÉVRIER.

Travaux des champs.

Continuer les travaux de janvier. — On peut déjà semer l'avoine. — Ce n'est ordinairement qu'en mars que l'on fait ces semailles dans plusieurs localités; c'est à tort, surtout si l'on doit emblaver sur un terrain sec. Semer le blé, *dit blé de mars*, le seigle de printemps, les féveroles (celles qui sont semées dans ce mois sont ordinairement les plus productives), les pois gris.

Planter les pommes de terre précoces et les topinambours.

Travaux de la vigne.

Suivre les travaux du mois précédent; planter les échalas et commencer la taille.

Travaux des jardins.

Suivre les travaux du mois précédent. — Semer en pleine terre abritée des vents du nord, pois hâtifs, fèves de marais, ognons, poireaux, laitue, chicorée sauvage, cerfeuil, persil, épinards, choux, salsifis, panais, navets, carottes hâtives, radis, betteraves, scorsonère, pimprenelle. Repiquer à l'exposition du midi les plants tirés des couches et découvrir les artichauts s'il ne gèle pas. Greffer en fente.

Poursuivre la taille des arbres à fruits à noyau et commencer celle des groseilliers et de la vigne, rabattre les framboisiers.

MARS.

Travaux des champs.

On sème le *blé de mars*, l'avoine, l'orge, les vesces, les pois, les lentilles, le trèfle rouge (il se sème avec les céréales du printemps), la luzerne, la minette, le sainfoin, les graines de pré, les choux, les carottes, les betteraves, les panais, le ray-grass, la laitue, la chicorée, le lin, la pimprenelle ; herser les céréales d'automne, étendre les taupinières et les fourmilières, plâtrer les prairies artificielles. Faire les boutures de peupliers.

Travaux de la vigne.

Continuer les plantations et les provins. Faire le premier labour et déchausser.

Soutirer les vins rouges par un temps clair.

Travaux des jardins.

On peut semer en pleine terre, sans danger, les pois, les fèves, les asperges, les salades de toute espèce, les choux-fleurs, choux-milan, carottes, raves, poireaux, ognons blancs; piquer l'oseille, planter les pommes de terre, semer pourpier, piment ou poivre-long, aubergine, capucine, planter l'ail, l'échalotte, la ciboule, les plantes aromatiques, les potirons sur des tas de fumier; on peut aussi débutter les artichauts, découvrir les figuiers, tailler les quenouilles à hautes tiges, commencer à greffer en fente et à œil.

Terminer la plantation des arbres.

AVRIL.

Travaux des champs.

La végétation commence à donner une nouvelle face à la campagne : le succès de la récolte de l'année dépend, en quelque sorte, de l'activité et des soins donnés en ce moment aux travaux.

Terminer les semis et les plantations commencés dans le mois précédent, et ne rien négliger, surtout pour la bonne exécution des binages.

Arroser, avec le purin mélangé d'eau, les plantes maladives ; plâtrer les trèfles, la luzerne, la minette, les vesces et les prairies naturelles : pour cette opération il convient de choisir un temps calme et profiter de la rosée du matin.

Biner les plantes porte graines et à racines.

Sarcler les céréales d'hiver.

Répandre de la suie sur les endroits des vieilles prairies garnis de mousse pour la détruire.

Travaux de la vigne.

Continuer les travaux du mois précédent.

Ficher les échalas : ne pas attendre plus tard pour ne pas s'exposer à abattre les bourgeons.

Travaux des jardins.

Suivre les semis sur couches des plantes indiquées dans le mois précédent : telles que cornichons, piments, concombres et melons, etc.

On peut semer, en pleine terre, indistinctement, pois, radis, etc., et commencer les semis d'épinards, céléri, persil, salsifis, etc., etc. : les terres les plus froides peuvent recevoir toutes sortes de semences.

On repique la laitue, les artichauts.

On plante l'oseille, la ciboule et toutes les plantes vivaces potagères.

Terminer les plantations et refaire celles qui ont manqué le mois précédent.

Greffer en fente, en écusson et à œil.

Détacher les bourgeons inutiles.

Arroser, avec le purin mélangé, les arbres dépérissants.

MAI.

Travaux des champs.

Finir les plantations et les semailles qu'on n'aurait pas pu faire dans le mois précédent.

Continuer les binages et les sarclages.

Plâtrer les prairies artificielles et les vesces.

Semer le millet, la caméline.

Planter les rutabagas, les choux-navets, les haricots.

Echardonner les blés.

Semer le chanvre sur une terre riche, bien préparée et amendée.

Faire la récolte des plantations et semis d'hiver arrivés à maturité.

Couper les fourrages verts.

Arroser les fumiers pour empêcher la moisissure : C'est un soin qu'on ne saurait jamais trop prendre, surtout pour le fumier de cheval et de mouton.

Travaux de la vigne.

Lier les pousses nouvelles.

Enterrer les feuilles et les autres engrais en donnant la deuxième façon.

Travaux des jardins.

Continuer les semis sur couches.

On peut semer en pleine terre les haricots, la chicorée, la laitue, la romaine, etc.

Faire de nouveaux semis et repiquer dans les endroits où les premiers ont manqué.

Transplanter estragon, artichauts, asperges, potirons, ognons, poireaux, haricots, diverses variétés de pois, concombres verts, raves, betteraves, choux-fleurs, céléri-rave, pincer ou étêter les fèves, tailler le buis et les palissades.

Sarcler, biner, arroser fréquemment.

Continuer de retirer les bourgeons inutiles qui absorbent une partie de la sève qui doit alimenter les branches conservées; éclaircir les fruits s'ils sont trop serrés.

JUIN.

Travaux des champs.

Transporter le fumier sur les terres destinées à la transplantation.

Enterrer les résidus des récoltes propices aux engrais.

Butter les pommes de terre.

Semer le sarrasin, la navette d'été et le navet.

Récolter le colza et la navette (*semis d'hiver*), les graines de trèfle.

Arracher le lin.

Faucher, faner et rentrer les foins.

Biner assidûment.

Continuer l'arrosage des fumiers et compost.

Procéder au dessèchement des marécages.

Ramasser les herbes pour litière.

Semer les graines oléagineuses qui n'ont pu l'être dans la dernière quinzaine de mai.

Faire les opérations de *drainage*.

Travaux des jardins.

Les travaux de ce mois sont les mêmes que ceux du mois précédent.

Travaux de la vigne.

Ébourgeonner, lier les ceps.

Donner un second labour.

JUILLET.

Travaux des champs.

Faire la récolte du colza, du seigle, de l'avoine 'dhiver, de l'orge et de l'escourgeon.

Labourer l'emplacement des colza et seigle.

Continuer le binage.

Rentrer les foins et les premières céréales arrivées à maturité.

Préparer la terre des vesces fauchées de bonne heure pour y semer du sarrasin destiné à être coupé en vert pour la nourriture des bestiaux ou à être enterré si le sol est maigre.

Éclaircir les raves et les carottes.

Arracher le chanvre *mâle*.

C'est aussi le moment favorable de détruire les herbes nuisibles des parties en jachères, telles que le chiendent, la cascute, les tendrons blancs et épineux : les faire sécher au soleil et les brûler ensuite.

Travaux de la vigne.

Continuer l'ébourgeonnement et commencer l'épamprement dont les produits sont une excellente nourriture pour les bestiaux.

Donner la troisième façon.

Nous engageons les cultivateurs qui sont dans l'usage de planter les citrouilles dans les fosses des provins à y renoncer, car les feuilles de cette plante, qui sont très-larges, étouffent le jeune cep.

Travaux des jardins.

Faire les derniers semis de chicorée et d'escarole, des légumes et des plantes à racine à manger en vert.

Semer les choux et les poireaux que l'on veut repiquer en septembre, les mâches, les radis noirs, les raves, les pois carrés pour l'arrière saison.

Transplanter les légumes, les plantes potagères qui doivent être en maturité avant l'hiver.

Arrosements fréquents.

Continuer l'ébourgeonnement des arbres, greffer à œil dormant sur les arbres à pépins. Enlever les rejetons qui poussent à côté des anciennes greffes.

Pendant les sécheresses ne pas négliger l'arrosement des arbres en espalier et en quenouille après avoir fait un petit découvert au pied que l'on recouvre après l'infiltration de l'eau.

AOUT.

Travaux des champs.

Le cultivateur doit donner ses soins les plus actifs à la rentrée de la moisson, surtout dans les années où la saison est pluvieuse, car les grains rentrés humides s'échauffent et la paille moisit, ce qui la rend impropre à la nourriture des bestiaux. Chaque jour de beau temps doit donc être employé comme si l'on attendait la pluie d'un instant à l'autre.

De toutes les céréales c'est l'orge qui craint le plus l'humidité parce qu'il germe très-vite : c'est l'avoine, au contraire, qui souffre le moins. C'est donc vers l'orge et les autres grains, le cas échéant, que l'on doit, de préférence, porter son attention.

On récolte le lin et le chanvre, les graines d'œillette et les féveroles d'hiver. On reconnaît que le moment est venu de récolter le lin et le chanvre quand les feuilles jaunissent le long de la tige.

Arracher les échalottes lorsque les tiges jaunissent, les faire sécher, les réunir ensuite en petites bottes et les mettre dans un endroit sec, pour les conserver.

Conduire les fumiers sur les terres déblavées et destinées à recevoir la navette, les navets et le colza.

Faucher et faner la seconde pousse des trèfles et des luzernes : les défoncer.

Labourer les emplacements des seigles et des féveroles d'hiver.

Travaux de la vigne.

Découvrir le raisin, en ôtant les feuilles qui l'ombragent, pour lui donner de l'air et du soleil ; il est assez avancé à cette époque pour ne pas craindre la *grillure*. Surtout ne pas détacher la queue de la feuille dans la crainte d'altérer l'œil à fruits qu'elle supporte; mais la couper.

Travaux des jardins.

On récolte l'ognon lorsque les feuilles se dessèchent.

Dans plusieurs localités, en Bourgogne, par exemple, on a l'habitude, avant sa complète maturité, de tordre sa tige que l'on rabat ensuite en spirale sur le pied, en le découvrant : les cultivateurs pensent avec raison qu'il acquiert, en achevant de mûrir ainsi, de la grosseur et de la qualité.

Semer en bonne exposition, pour être consommés à l'automne, pois, haricots, choux pommés. Semer aussi persil, épinards, ognons d'hiver et doucette; cette dernière peut être jetée en pleine terre cultivée.

A mesure que les planches sont débarrassées, faire de nouvelles plantations, telles que choux, poireaux, chicorée frisée.

Couvrir ou lier les chicorées pour les faire blanchir.

Butter le céleri.

Greffer à œil sur les arbres à fruits à noyau.

SEPTEMBRE.

Travaux des champs.

Suivre les labours et les ensemencements.

Enterrer les engrais verts.

Préparer les semences, les nettoyer avec soin, les *chauler*.

Semer le blé, le seigle, l'avoine, l'escourgeon, les vesces, les féveroles, les pois gris, navettes et navets d'hiver.

Couper les regains.

Faire la récolte du maïs, des pois et des vesces de printemps pour graines, des haricots, des betteraves, des carottes, du trèfle, du chanvre *femelle*, des pommes de terre hâtives. Les autres espèces ne mûrissent qu'en octobre.

On reconnaît, du reste, que les pommes de terre sont arrivées à maturité lorsque les feuilles et les tiges sont desséchées; jusqu'au moment de la dessication, les tubercules grossissent encore et acquièrent de la qualité.

Travaux de la vigne.

Retirer des ceps les feuilles qui empêchent l'action du soleil et retardent la maturité du raisin. Ces feuilles sont très-bonnes pour la nourriture des bestiaux.

Une petite façon active aussi la maturité.

Préparer les tonneaux et accessoires pour la vendange.

Travaux des jardins.

Semer les plantes qui doivent passer l'hiver, telles que choux-fleurs, radis noir, carottes, épinards, différentes espèces de salade, persil, haricots, etc.

Planter aussi l'ail, l'échalotte, la cive, les topinambours, les artichauts, etc.

Greffer en écusson les amandiers et les jeunes pêchers.

Enlever les branches inutiles et les gourmands.

Abattre les noix, cueillir les fruits.

OCTOBRE.

Travaux des champs.

Faire les dernières récoltes.

Terminer les emblavures.

Enterrer les plantes destinées aux engrais verts.

Rentrer les racines et tubercules.

Botteler les regains.

Faire rouir le chanvre et le lin.

Nettoyer les rigoles et les fossés d'écoulement.

Travaux de la vigne.

Profiter du beau temps pour vendanger, car le raisin lavé par la pluie a moins de qualité.

Les vins blancs doivent être pressurés de suite, autrement ils prendraient une teinte jaunâtre qui les déprécierait dans le commerce. On doit les soutirer au bout de quinze jours ou trois semaines.

Les vins rouges, au contraire, doivent fermenter de dix à quatorze jours après que le raisin a été égrappé, écrasé et foulé. La fermentation se fait plus ou moins vite : elle est basée sur le degré de température qui résulte des conditions de chaleur ou d'humidité dans lesquelles le raisin a été coupé.

Plus le vin reste en cuve sur la grappe, plus il est dur, mais aussi plus il prend de couleur et de principes de conservation.

Le décuver, c'est-à-dire le tirer et le mettre en tonneaux, après que la fermentation de la cuve a cessé. Il opère sa dernière fermentation en futaille : il faut donc tenir les tonneaux débouchés pendant plusieurs jours, et avoir soin de les remplir à mesure du vide.

Travaux des jardins.

Planter les fraisiers, la chicorée porte-graines, les œilletons d'artichauts, les griffes d'asperges d'un an de pousse; les arbres fruitiers dans les terrains secs.

Continuer les semis de cerfeuil, de carottes, d'épinards, de doucette, de chou-fleur dur, de romaine hâtive.

Repiquer l'ognon blanc, les choux-fleurs, les choux d'York et la laitue de la Passion sur les vieilles couches : elle pourra être pommée pour la Saint-Martin.

Lier le céleri et la chicorée pour les faire blanchir.

Labourer les plates-bandes récoltées.

Cueillir les fruits d'hiver par un temps sec.

Rentrer les fleurs qui pourraient souffrir du froid.

NOVEMBRE.

Travaux des champs.

Faire les dernières semailles de blé que la difficulté du défoncement des trèfles dans les terrains argileux aurait retardées.

Récolter les racines et tubercules avant les fortes gelées.

Préparer les terres pour les ensemencements du printemps.

Travaux de la vigne.

Marquer les mauvais plants à arracher. Planter ou provigner à la place.

Travaux des jardins.

Butter le céleri et les choux-navets.

Couvrir de paille, de feuilles sèches ou de litière, les radis, les raves, les laitues, enfin toutes les plantes qui doivent passer l'hiver au jardin.

Serrer avant les gelées les salsifis, les chicorées, etc.

Couvrir les couches de paillassons et de feuillles pour les garantir du froid.

Les choux pommés se conservent au jardin en les enterrant la tête en bas jusqu'aux deux tiers de la tige.

Les chicorées se conservent aussi dans les celliers secs et bien aérés, plantées dans le sable.

Faire les plantations d'arbrisseaux.

On peut commencer la taille des vieux arbres à pépins, des framboisiers et des groseilliers.

Donner un bon labour aux pépinières.

DÉCEMBRE.

Travaux des champs.

Visiter les blés en terres fortes et argileuses

pour donner l'écoulement nécessaire aux eaux qui pourraient y séjourner. Donner le même soin aux terres de cette nature qui doivent être ensemencées au printemps.

Amasser les matières pour la formation des compost.

Charroyer les fumiers et autres amendements.

Travaux de la vigne.

Enterrer les feuilles comme engrais.

Préparer les fosses pour les provins.

Travaux des jardins.

Porter les engrais.

Continuer le labour des planches inoccupées.

Battre, nettoyer, classer et étiqueter les graines.

Semer à l'abri la romaine, la laitue, les radis, etc.

Continuer les plantations.

Commencer la taille des arbres fruitiers

DURÉE DE LA CONSERVATION DES GRAINES.

Quand quelques graines ont vieilli, bien des personnes les croient impropres à la reproduction. Pour lever leurs doutes à cet égard, nous allons indiquer le temps pendant lequel elles conservent la faculté de germer.

L'ail dure 4 ans.

L'anis, 1 an. Il nous vient d'Egypte et de l'Archipel grec.

L'artichaut, 3 ans.

L'asperge, le basilic et le baume, 2 ans.

La betterave, 3 ans. Elle nous vient des bords de la Méditerranée.

La capucine, 2 ans.

Le cardon, 3 ans.

La carotte, 3 ans. Elle nous vient de l'Asie.

Le céleri, 4 ans. Il nous vient d'Allemagne.

Le cerfeuil, 1 an.

La chicorée 12 ans.

Le chou, 10 ans. Il nous vient d'Italie et il croît encore à l'état sauvage aux environs de Naples.

Le chou-fleur, 5 ans.

La ciboule, 4 ans.

La citrouille, 6 ans.

Le concombre, 7 ans. Nous vient des Indes Orientales.

Le cresson, 2 ans. Nous vient de l'Egypte et de l'Archipel grec.

L'épinard, 3 ans. Il fut connu d'abord en Arabie.

Les fèves de marais, 2 ans.

Les giraumons, 3 ans.

Les haricots en cosse, 4 ans ; écossés, 2 ans.

La laitue, 4 ans.

Les lentilles, 2 ans.

La doucette ou mâche commune, 7 ans.

La mâche d'Italie, 5 ans.

Le melon, 9 ans.

La moutarde, 2 ans. Elle nous vient de la Germanie.

Le navet, 2 ans. Nous vient des bords de la Méditerranée.

L'ognon dans ses capsules, 4 ans. Nous vient de l'Egypte.

L'oseille dans ses capsules, 4 ans.

Le panais, 1 an. Nous vient d'Arabie.

Le persil, 5 ans. Il fut connu d'abord en Sardaigne.

La pimprenelle, 3 ans.

Le poireau dans ses capsules, 4 ans.

La poirée, 10 ans.

Le pois, 2 ans. Nous vient de l'Egypte.

Le pourpier, 10 ans.

La raiponce, 6 ans.

La rave et le radis, 10 ans. Nous viennent de la Chine et du Japon.

La roquette, 2 ans.

Le salsifis et le scorsonère, 2 ans.

TROISIÈME PARTIE.

ÉLÈVE DU BÉTAIL.

Bêtes à cornes.

On pense généralement que notre bœuf domestique a la même origine que le taureau sauvage, et que sa soumission n'est due qu'au changement de nourriture, à son habitude de vivre parmi les hommes et aux soins qu'il en reçoit.

Il existe une grande différence dans les races, qui se transmet de générations en générations. Cette différence a pour principale cause le choix des animaux reproducteurs et le croisement des espèces.

Il y a des familles qui viennent d'une même race ou du croisement de races que l'on doit chercher à propager en elles-mêmes quand elles réunissent les conditions désirables. Cette nouvelle espèce devient alors une race distincte que l'on étudie dans tous ses détails et de laquelle on peut tirer d'avantageux résultats.

On doit surtout apporter une grande attention aux choix du taureau.

Marques d'un bon taureau.

On reconnaît qu'un taureau est bon quand il a le regard vif et hardi, le corps allongé, qu'il est de moyenne grosseur, de couleur noire ou rouge-obscur, large de poitrine, ayant le poil fin, brillant, mou et délié, les reins et les côtés ouverts, le dos ferme et droit, la tête courte, le front et les oreilles larges et velus, les yeux noirs et clairs, les cornes effilées, noires et polies, les narines larges, le cou gros, le fanon bien développé et pendant, les fesses rondes, les jambes grosses, la corne du pied petite, noire et dure, la queue longue et bien fournie de poil.

Marques d'une bonne vache.

Les signes d'une bonne vache sont : la tête petite, les cornes dures et polies, le ventre ample, les tétines longues. Ces remarques sont généralement reçues; cependant, il peut y avoir des exceptions, assez rares, du reste, c'est qu'il y a une différence dans la conformation du taureau et de la vache des montagnes avec le taureau et la vache des vallées. Il convient donc alors d'appliquer ces remarques à la circonstance.

En général, quand on voudra élever de fort bétail, on choisira des mères de grande taille, car la grosseur du corps tient toujours de la mère ou beaucoup plus que du taureau. Si l'on veut augmenter la taille de la race, il ne faut pas laisser accoupler la génisse avant qu'elle ait atteint sa deuxième année, et encore faut-il qu'elle ait reçu une nourriture et des soins exceptionnels depuis sa naissance, à moins toutefois qu'elle n'entre fortement en rut; ce n'est que dans ce cas seulement qu'on lui donnera le taureau, car autrement elle maigrirait au lieu d'augmenter sa croissance.

Si le désir de l'accouplement ne se manifeste pas dans l'âge, cela est dû à un état de faiblesse ou à un excès d'embonpoint. On peut provoquer la nature en donnant à manger à l'animal des tourteaux de chènevis ou des lentilles.

Dans bien des contrées on abandonne la génération à la nature; toutes les races, toutes les espèces sont ensemble : aussi ne doit-on pas être étonné de rencontrer toutes ces races dégénérées et abâtardies.

Lorsque les vaches sont sur le point de mettre bas on doit les conduire avec précaution pour éviter l'avortement; il convient de leur donner une nourriture sinon abondante du moins succulente et digestive faite d'eaux blanches dans lesquelles on mêlera des tourteaux ou du levain de seigle. Ces boissons stimulent les vaisseaux conducteurs du lait et facilitent la délivrance.

Pour que le veau occupe sa position naturelle dans le ventre de la mère, il faut que la tête repose sur les pieds de devant qui doivent sortir les premiers : se présentant de cette manière la délivrance se fera sans efforts, car le corps suivra bientôt.

Il arrive quelquefois que le veau se trouve déplacé, alors il faut aider sa venue avec discernement et adresse : on introduira la main ointe de beurre frais avec une grande précaution pour redresser la fausse position que le corps a prise.

Lorsqu'on voudra élever le veau, on le fera téter si on veut le nourrir au pis; on l'habituera à boire si on veut le nourrir à la main. Le pis lui est nécessaire pendant quelque temps, parce que le premier lait contient des propriétés purgatives qui chassent l'irritation des intestins et les excréments visqueux qui nuiraient infailliblement au veau s'il les conservait longtemps.

Au bout de trois semaines, à peu près, le lait de la mère devenant insuffisant pour nourrir le veau, on lui fait une boisson avec des pommes de terre cuites broyées, de la farine, des tourteaux et de l'eau tiède.

Si au lieu de téter, le veau veut boire, il faudra immédiatement l'éloigner de la mère et lui donner deux litres de lait par jour durant la première semaine, le double la deuxième, et ainsi progressivement jusqu'à la quatrième où la ration ne varie plus ; mais alors on ajoute des matières solides à la boisson. A la septième semaine on peut commencer à lui donner la même nourriture qu'aux vaches, c'est-à-dire des pommes de terre et du foin, ensuite des fourrages verts de toutes espèces.

Quelques personnes n'admettent pas si promptement la nourriture au vert et au pâturage; nous n'en avons cependant jamais obtenu que de bons résultats.

Il arrive quelquefois que les veaux ont la diarrhée; quoique nous ayons indiqué aux propriétés des plantes les moyens de la guérir, nous les reproduirons ici. On leur fera prendre deux fois par jour une cuillerée d'extrait de rhubarbe dans de l'eau-de-vie, que l'on composera de cette manière : 30 grammes de rhubarbe infusée pendant 24 heures à une température douce dans 1/4 de litre d'eau-de-vie. Si le mal ne disparaît pas presque aussitôt après l'application de quelques cuillerées, on y ajoutera quatre ou cinq gouttes de teinture d'opium.

Nourriture.

Dans plusieurs contrées on ne donne l'hiver que de la paille aux bestiaux pour toute nourriture, parce que, dit-on, ne travaillant pas, ils n'ont pas besoin d'aliments substantiels. C'est une très-mauvaise économie, car, indépendamment de la moindre quantité et des qualités inférieures du fumier qu'ils donnent, on diminue leur force au point que, lorsqu'on les voit au sortir de l'hiver, ils sont sans force, sans courage, sans vigueur, ils semblent se réveiller d'un état d'engourdissement; et c'est avec de pareils animaux que l'on commence les rudes travaux de la campagne.

Un mélange de fanes de pois, de vesces, de haricots, de lentilles, de millet, de maïs, de sarrasin avec la paille les entretiendrait en bon état.

Parmi la paille des céréales proprement dites, ce sont les pailles de froment, d'avoine et d'orge qui sont les plus nourrissantes; la paille de seigle contient moins de matières nutritives, surtout récoltée quand elle a terminé sa végétation.

Pour que la nourriture d'une vache de

cessité, car on peut leur causer une indisposition.

La nourriture aux fourrages verts est incontestablement préférable à la nourriture aux fourrages secs, tant sous le rapport de la force qu'elle communique aux bestiaux par les sucs qui passent dans le sang et dont les propriétés se combinent mieux avec les humeurs, que lorsque les parties aqueuses en sont évaporées par la dessication; aussi jamais le lait, le beurre, le fromage ne possèdent, par la nourriture sèche, les qualités que leur donne la nourriture verte.

On doit traire les unes après les autres les quatre tétines, quand même il s'en trouverait une parmi elles qui ne donnât pas de lait, car autrement on en diminuerait la sécrétion et en rendrait le pis paresseux.

Lorsque le lait est exposé à une température trop élevée il aigrit avant que la crème soit formée; si au contraire cette température est trop basse la séparation se fait lentement : il convient donc d'avoir toujours une température de 13 à 15 degrés. Un thermomètre est indispensable dans toute laiterie pour faire connaître le degré de chaleur nécessaire. Cet instrument vraiment utile et qu'on peut se procurer à si peu de frais (75 centimes) ne devrait manquer à aucun ménage.

Nous nous dispenserons de parler de la fabrication du beurre, les ménagères savent mieux que personne les moyens de convertir leur crème en parcelles butireuses.

Si l'on tient à lui donner de la couleur on mettra dans la baratte du jus de carotte, du roucou, du safran ou des fleurs de souci. Quelquefois le beurre ne se forme pas ; les personnes superstitieuses s'imaginent qu'on a ensorcelé la crème : elles vont chercher une cause dans l'impossible, tandis qu'elle se trouve tout naturellement dans leur négligence de ne pas avoir bien bouché le vase qui la contient et dans lequel a pu tomber du savon, du sucre, des cendres ou autres matières nuisibles.

Ainsi que nous l'avons dit au chapitre du nettoyage des étables, la propreté a une grande influence sur la santé des animaux.

Pour l'engraissement du bétail en hiver il faut maintenir une température égale et un peu élevée ; on intercepte la lumière, car une demi obscurité invite les bestiaux au repos et les prédispose au sommeil. Une litière fraîche et abondante, un étrillage suivi accélèrent sensiblement aussi l'engraissement.

Il faut apporter la plus grande régularité dans les heures des repas et dans la quantité de la ration qu'on donne à l'animal, car si l'on manque l'heure et que la ration soit diminuée, l'animal se tourmente, s'inquiète, et cette agitation nuit considérablement à son engraissement.

Un excellent moyen d'engraissement, c'est de donner par jour au bœuf 30 kilogrammes de pommes de terre et 5 kilogrammes de foin.

Des engraisseurs expérimentés, desquels nous partageons complétement l'opinion, commencent par les fourrages les plus substantiels, afin d'élargir, de stimuler et de mettre en activité les vaisseaux de sécrétion. Lorsqu'ils ont atteint un certain degré d'embonpoint, le besoin et le désir de manger diminue chez les bestiaux. Si l'on veut les pousser à une plus grande abandance de graisse, on choisit une nourriture qui contienne, sous un plus petit volume, des parties nutritives plus abondantes et plus actives.

Le moment le plus favorable pour mettre le

bétail à cornes à l'engrais, c'est lorsqu'il a atteint sa septième année; plus jeune ou plus vieux il prend plus difficilement la graisse, tout en exigeant beaucoup plus de soins et de dépenses.

Pour que la viande de taureau à l'engrais soit bonne il faut qu'on le mettre pendant deux ans au moins assidûment au travail pour lui faire perdre le goût de sa chair de taureau, qui devient alors aussi succulente que celle du bœuf.

On reconnaît l'âge des bêtes à cornes : 1° Par les dents. Elles commencent à leur tomber lorsqu'ils ont atteint leur troisième année; elles sont ensuite remplacées par d'autres qu'ils conservent jusqu'à leur plus grande vieillesse. C'est par la longueur de ces dents qu'on juge de leur âge; plus l'animal est vieux, plus les dents sont courtes, parce qu'elles s'usent par le frottement continuel qui a lieu en ruminant;

2° Par les cornes. Elles se dépouillent à l'âge de trois ans et forment un petit anneau en relief appelé nœud, ce qui marque une période de trois ans : autant d'anneaux ou de nuœds, autant de fois trois ans : Le nœud le plus jeune de la corne est toujours celui qui touche la tête. Cette indication étant exacte, il est impossible de se tromper sur l'âge des animaux appartenant à la race bovine.

La nature n'a pas marqué de temps à l'accroissement de cette race, elle se reproduit jusqu'à la plus grande vieillesse.

Du cheval.

Nous ne parlerons pas de l'élève des chevaux de luxe, leur éducation ayant été traitée par des hommes spécialement éclairés sur cette matière; nous ne nous occuperons que de la race des chevaux destinés au travail.

On rencontre aujourd'hui plus difficilement un bon cheval de trait qu'un cheval de luxe, parce que les prix excessifs que l'on trouve de ces animaux ont plus particulièrement attiré l'attention sur cette race.

Un bon cheval de travail, doit être ramassé, court, avoir le poitrail large, la croupe arrondie, la joie et la gaîté dans le regard, les membres nerveux et musculeux, sans que cependant les os soient gros, comme plusieurs personnes le pensent : en effet, combien voyons-nous de petits chevaux être plus robustes, plus courageux, plus vigoureux, enlever de plus lourdes charges et faire plus de besogne que les gros ; qu'il soit enfin d'une bonne nature et qu'il supporte les fatigues sans être fréquemment exposé aux indispositions et aux maladies. La qualité d'un cheval ne tient donc pas à sa taille.

Marques d'un bon étalon.

L'étalon doit être bien conformé dans son ensemble, d'une belle force, de grande agilité, avoir la corne du pied douce et lisse, noire, dure et sèche, ronde et creuse intérieurement, les couronnes bien déliées, les paturons courts et moyennement élevés, les jambes droites, nerveuses et non charnues, le ventre long caché sous les côtés, les parties génitales égales et de moyenne grandeur, le poitrail large et haut ressortant en dehors, ce qui facilite l'entrepas et empêche l'entretaillure : il doit avoir les épaules larges, le dos court et uni, la croupe arrondie, grasse et polie, creusée au milieu formant un petit fossé, la queue grosse, raide et bien fournie, le cou de moyenne grandeur, peu charnu, se diminuant vers la tête, le poil uni et luisant, les crins épais tombant du côté du montoir; la tête petite, sèche et maigre, les veines et les nerfs très-apparents, le nez camus, les oreilles petites, droites, pointues et étroites; le front large et sec, les yeux clairs, vifs, grands, gros, noirs et égaux, les sallières sortant; la bouche bien fendue, les babines et mâchoires petites, déliées, sèches et subtiles, les naseaux grands, bien ouverts et d'un tissu délicat et diaphane dont la transparence offre une teinte rosée; c'est une preuve de respiration facile et de longue haleine.

Les couleurs les plus recherchées sont le bai, le faune, le grison, le moreau, comme participant des quatre éléments. Le bai, animé par le feu, rend l'étalon ardent, léger et sauteur; le faune, par l'air, il est sanguin, prompt, agile et joyeux : le grison par l'eau, il est flegmatique, lent, tardif et mou; le moreau par la terre, il est mélancolique, pesant, insouciant.

Le cheval dont la robe serait formée de ces couleurs réunies serait un animal parfait.

Un cheval bien soigné et bien gouverné peut vivre, en France, au travail quinze ou seize ans; il ne saurait durer que dix ou douze ans comme étalon.

De l'âge des chevaux par les dents.

Dans sa première année, le poulain a douze dents qui tombent et se renouvellent à partir du trentième mois jusqu'à sa septième année. Passé ce terme, il est dificile de préciser l'âge, cependant les dents qui s'allongent par le déchaussement, sont une indice de vieillesse que les personnes exercées peuvent à très-peu de chose près déterminer.

L'indolence, la pesanteur du corps, l'allure lente, l'enfoncement des yeux, le grisonnement ou les tachetures souillées du poil, sont aussi des signes de vieillesse.

L'âge du mulet et de l'âne se reconnaît de la même manière.

Le cheval est tout l'opposé du bœuf : plus il est vieux, plus il a les dents longues; plus le bœuf est vieux, plus il les a courtes.

De la jument.

La jument est propre à recevoir l'étalon lorsqu'elle a atteint l'âge de trois ans; mais il est préférable d'attendre jusqu'à la cinquième année si elle est destinée à la fatigue, et de ne la faire porter que tous les deux ans. Comme le temps de la gestation dure onze mois, il est bon de la faire saillir en février ou en mars afin qu'elle soit moins exposée, pendant sa gestation, aux grands travaux, lesquels se ralentissent vers la fin et cessent presque entièrement à cette époque de l'année où elle doit mettre bas.

Vers le dixième mois de la portée on lui donnera une nourriture plus succulente et digestive, et au onzième, on lui fera prendre des eaux blanches, mêlées de recoupes, pour activer la formation du lait et amener l'abondance.

On reconnaît que le moment de l'accouchement approche quand le pis contient du lait, qu'il existe un enfoncement de chaque côté de la queue et que la bête éprouve de l'inquiétude. Si l'on n'a pas une parfaite connaissance de l'art, on ne doit pas aider, dans la crainte d'événement, à la délivrance du poulain ; mais on peut, si le cordon ombilical ne se rompt pas de lui-même au moment de l'accouchement, le lier à 5 centimètres du poulain et le couper ensuite à la même distance de la ligature, sans s'inquiéter de l'arrière-faix, quand même il serait longtemps à être chassé. On donne alors à la mère un breuvage tiède de farine et de recoupes, et pendant quinze jours on la soigne avec les meilleurs fourrages : au bout de ce temps elle peut être rendue au travail, mais pas aussi assidûment que d'habitude.

Si le pis devient dur, ce qui arrive quelquefois, on le frotte avec de l'onguent de saindoux camphré.

Lorsque le poulain aura trois mois on pourra le sevrer.

Si on l'élève à l'étable, il faut le faire sortir une fois au moins par jour, afin de l'habituer à l'air avant qu'il soit trop vif, autrement il pourrait se blesser ; il convient également de l'accoutumer de bonne heure à l'étrille, à la brosse et à se laisser lever le pied, pour que plus tard il ne résiste pas à l'application du fer.

A l'âge d'un an on commence à lui donner de l'avoine ; on diminue alors la quantité de foin.

Pour augmenter l'avoine et autres menus grains destinés à la nourriture des chevaux on y mêle de la paille hachée ; cette méthode a non-seulement l'avantage d'être très-économique, mais encore de diminuer les effets quelquefois trop actifs de l'avoine; on pratique donc ce mélange avec grand succès.

Le seigle et l'orge sont employés à défaut d'avoine, mais on doit les donner égrugés, si l'on veut en obtenir un bon résultat, à cause de la difficulté que les chevaux, surtout ceux d'un certain âge, éprouvent à les broyer, autrement ils passent dans le corps de l'animal sans avoir été digérés, et, par conséquent, sans y avoir déposé leurs substances nutritives; ils deviennent alors presque sans effet.

La paille hachée se mêle encore très-avantageusement aux pois gris, aux vesces en grains, aux graines de sainfoin, aux racines et à tous les fourrages verts.

Tous les soins ne consistent pas seulement à distribuer la nourriture aux animaux; il faut aussi ne rien négliger pour les tenir dans un état permanent de propreté, car la saleté influe beaucoup sur leur santé. Il se forme sur la peau une croûte de poussière et de sueur qui arrête la transpiration et leur donne la grattelle, la gale et souvent d'autres maladies.

Un jeune cheval ne peut supporter la fatigue de toute une journée, pourtant on peut déjà le mettre au travail à l'âge de deux ans et demi, mais modérément, en ne lui donnant d'abord que de petites charges que l'on augmente graduellement afin de lui faire prendre de la force.

Marques d'un bon mulet.

Le mulet doit avoir la tête petite, les yeux clairs, gros et noirs, les oreilles courtes, la corne du pied solide et noire, la jambe ronde et jointée bas, le ventre petit et resserré, la croupe un peu pointue, légèrement inclinée vers la queue, le dos uni, le poil dur et glissant.

Marques d'un bon âne.

Il faut qu'il soit grand de corps, qu'il ait le poil lisse et poli, de couleur noire ou gris-obscur, barré et annelé de noir aux jarrets, sur les épaules et la croix bien dessinée, les jambes assez fortes, nerveuses et jointées bas, la corne du pied noire et dure, les cuisses charnues, le ventre allongé, la croupe ronde, le dos uni et tombant de chaque côté, le devant et le front larges, le cou gros et fort, la tête, les oreilles plutôt petites que grosses, les yeux clairs, gros et noirs, les naseaux larges et bien ouverts, les mâchoires amples.

Si l'on voulait agrandir l'espèce de l'âne au delà de sa taille ordinaire, on le ferait téter pendant quinze ou dix-huit mois le lait d'une jument.

Marques d'un bon bouc.

Il doit avoir grand corsage, grosses jambes aux jointures basses, poil long, mou et lisse, la couleur noire comme étant préférable sous le rapport de la vigueur et de de la force, bien que la blanche ne soit pas à dédaigner; la tête petite, les oreilles longues, pendantes et garnies de poil, le cou gros, la barbe longue, l'œil vif et le regard bien éveillé.

Mêmes remarques pour la chèvre qui, de plus, devra avoir de longues tétines et le pis de grosseur à lui faire écarter les jambes.

Le bouc ne peut guère servir pour la reproduction que jusqu'à sa quatrième année : la chèvre peut porter jusqu'à la huitième. Le temps de sa portée dure cinq mois.

Bêtes à laine.

Les brebis peuvent s'accoupler à deux ans sans inconvénient, excepté pour les mérinos, qui se forment plus tard, mais qui aussi se conservent plus robustes et vivent plus longtemps. Cependant, si l'on voulait une grande espèce, il vaudrait mieux qu'elles ne reçussent le bélier qu'à l'âge de trois ans. Le bélier ne doit pas non plus servir avant cet âge. Il faut le choisir suivant les localités où il a été élevé et nourri. En général, il doit être long de corsage, bien fourni de laine même au ventre, à la tête et autour des yeux, haut sur jambes, avoir la queue longue et lainue, la tête grosse et camarde, le front large, garni de belles cornes tortillées, les yeux gros et noirs, de belles oreilles.

Les brebis rentrent en rut à peu près trois semaines après leur accouchement : si l'on profite de ce moment on est sûr de leur fécondité et d'avoir de beaux agneaux.

Plus les brebis approchent du moment de mettre bas, plus elles exigent de soins et demandent à recevoir une bonne nourriture.

Les signes de l'accouchement prochain sont le gonflement des génitales et du pis et la présence du lait. Elles agnellent facilement, surtout si elles ont été bien nourries pendant la gestation ou temps de leur portée.

A l'âge d'un mois les agneaux peuvent déjà recevoir accessoirement des breuvages de farine et de tourteaux, sans pour cela les priver de leur mère, car ceux qui ne tètent pas jusqu'à dix-huit mois sont toujours de mauvaise venue et restent rachitiques toute leur vie. Ils ne doivent pas non plus être sevrés brusquement, mais peu à peu en recevant alternativement le pis et le fourrage; on les habitue ainsi à se passer de la mère.

On peut faire paître les moutons sur les pâturages naturels à la fin de l'automne et pendant l'hiver, sans inconvénient, pourvu qu'au printemps on les retire un mois avant d'y mettre les bêtes à cornes.

On doit bien se garder de les laisser paître sur des endroits marécageux, quand même les plantes ne contiendraient plus aucun principe d'humidité; elles ne sont jamais plus dangereuses que lorsqu'elles sont couvertes d'un limon desséché, car le sol répand des gaz malfaisants qui absorbent les forces vitales, font naître des maladies difficiles à guérir et souvent même donnent la mort.

Quand on manque de fourrage et qu'on est forcé de faire consommer du sarrasin, des vesces, des trèfles ou autres herbes sur place, on met des espèces de râteliers jusqu'à la distance que l'on veut faire brouter : les moutons passent la tête par les espaces ménagés entre les échelons, et ne mangent que ce qu'on désire leur donner; de cette manière ils ne courent aucun danger, étant pour ainsi dire rationnés. Au lieu que si on les laissait en liberté, ils perdraient dans un moment la nourriture qui peut leur servir longtemps distribuée avec méthode. Lorsqu'il ne reste plus rien à manger sur la place, on avance les râteliers.

Il est reconnu que pour nourrir les moutons à l'étable, il leur faut au moins un kilogr. et demi de fourrage sec par jour, autrement ils souffriraient de la faim.

On doit cultiver autant que possible des plantes-racines pour les bêtes à laines; rien ne leur est plus favorable, surtout alternées avec le foin et la paille : un kilogr. de pommes de terre ou autres racines et un demi kilogr. de fourrage composent une nourriture dont les effets se font remarquer par l'abondance de la laine et du lait.

Il y a encore une nourriture que nous devons recommander comme très-économique et qui peut rendre bien des services dans un moment de rareté des fourrages : ce sont les feuilles d'érable, de viorne, de tilleul, d'orme et même de peuplier. On coupe les branches dont on forme de petits fagots que l'on fait sécher à l'ombre, puis on les serre pour les distribuer comme fourrage au besoin.

Des étables.

Les étables en général, mais surtout les bergeries, doivent être spacieuses, claires et bien aérées, avoir des fenêtres disposées de manière à pouvoir établir des courants d'air qui renouvellent l'atmosphère.

Dans beaucoup de contrées, c'est tout le contraire qui a lieu, on ne consacre à la bergerie que des écuries étroites, privées d'air, obscures, n'ayant pour ouverture que la porte et quelquefois un petit œil de bœuf ayant à peine douze centimètres de diamètre, dans la crainte, dit-on, que les moutons ne souffrent du froid. Ces craintes ne s'expliquent pas ; elles sont le résultat d'une grossière erreur : que l'on sache donc bien que les moutons sont ceux de tous les animaux qui, à cause de leur toison, sont le plus à l'abri des intempéries, et que la température pourrait être bien au-dessous du zéro ou point de congélation, sans qu'ils en ressentissent le moindre inconvénient. De pareilles étables doivent être regardées comme tout ce qu'il y a de plus nuisible à la santé des bêtes à laine. Aussi quels moutons rencontre-t-on dans ces localités?

De l'engraissement.

Lorsqu'on engraisse les moutons il faut y mettre le moins de temps possible, si l'on veut que les frais de nourriture n'excèdent pas les bénéfices qu'on peut en retirer. Deux mois ou deux mois et demi au plus suffisent pour cette opération. Si on les engraisse dans la saison des herbes il faut leur livrer complétement le pâturage; si c'est en hiver, on leur donnera, dès le commencement, autant de nourriture qu'ils pourront en consommer; pas de parcimonie, car l'on n'obtiendrait pas en quatre mois le degré d'engraissement convenable qui aura lieu en deux en donnant une nourriture abondante.

Il est difficile de se faire une juste idée de la qualité, du goût exquis et de la saveur exceptionnelle de la viande du mouton engraissé avec des pommes de terre et du foin : deux kilogr. de pommes de terre et un kilogr. de foin lui suffisent par jour.

Autrefois le lavage de la laine sur le dos des moutons était généralement suivi : les inconvénients qui résultaient de l'emploi de ce moyen en ont fait abolir l'usage presque partout. Il devient donc inutile de nous étendre sur ce sujet; nous dirons seulement que cette manière de procéder faisait naître aux bêtes à laine plusieurs maladies, dont on allait chercher la cause ailleurs, tandis qu'elle venait de l'interruption de la transpiration qui ne pouvait pas, très-souvent, se rétablir avant la tonte.

L'âge des moutons, comme celui des autres ruminants, se reconnaît par les dents.

Du cochon.

La race du cochon, comme celle des autres animaux, mérite la plus grande attention.

Le verrat et la truie doivent être choisis de bonne race. Le verrat doit avoir le corps court et ramassé : la truie, au contraire, doit l'avoir long, large et ample, de grandes tétines, la tête plutôt petite que grosse, de grandes oreilles pendantes, groin camus, de petits yeux, les jambes grosses et courtes. La couleur est indifférente : cependant il y a des contrées où la noire est la plus appréciée.

La truie peut porter à sa première année, et servir pendant six ans à la reproduction. Elle peut mettre bas à la fin du cinquième mois.

Le verrat, à cause de sa nature chaude, vieillit plus vite et ne peut guère servir que jusqu'à cinq ans. On le châtrera à l'âge de trois ans si l'on veut que sa chair soit bonne à manger.

On pourra obtenir deux portées par an quand on aura de la nourriture et un emplacement convenables, car l'étable est d'un grand point pour assurer le succès de l'élève de ces animaux, attendu qu'ils doivent être séparés suivant leur âge et leur sexe. Leur écurie doit être divisée par compartiments et exposée au midi, car ils aiment la chaleur : il n'en faut pas moins leur donner de l'air et les tenir le plus proprement possible.

Pendant la portée, la truie exige des soins particuliers : pourtant un excès de nourriture pourrait occasionner l'avortement.

Il faut la surveiller au moment de mettre bas, car elle pourrait manger l'arrière-faix et même ses petits.

On tâche d'habituer les plus petits gorets aux tétines de devant, parce qu'elles contiennent plus de lait que celles de derrière, afin qu'ils puissent atteindre la force des autres.

On châtre ordinairement les cochons à trois ou quatre semaines, parce que l'opération paraît moins dangereuse; pourtant ils deviendraient plus gros si elle n'avait lieu qu'à cinq ou six mois; mais il serait d'un grand ennui de tenir les deux sexes constamment éloignés tant à l'écurie qu'au pâturage, afin de ne pas voir dégénérer la race.

Engraissement.

On ne met guère à l'engrais que les cochons qui ont atteint leur période de croissance, et c'est sûrement le moyen d'en tirer un bon parti.

La qualité de la viande et du lard varie suivant la nourriture que l'on a employée pour l'engraissement.

En été, l'engrais se fait, soit dans les pâturages de vesces, de sainfoin, de luzerne, de trèfle, de sarrasin, etc., soit à l'étable avec ces fourrages hachés et mêlés avec différentes espèces d'issues; celles du laitage sont les meilleures:

En hiver, avec toutes sortes de racines cuites mêlées avec des recoupes de grains, mais particulièrement d'orge; du gland, des faînes, de mauvais fruits, etc. Les résidus de la fabrication de l'amidon, de la bière, de l'eau-de-vie, etc., sont des aliments substantiels et très-avantageux pour l'engraissement des porcs. Nous recommandons spécialement le maïs, qui accélère extraordinairement l'engraissement, rend la chair plus ferme que toute autre nourriture, donne de la consistance au lard et empêche la ladrerie.

Il importe de faire baigner ces animaux une fois au moins par semaine et d'être très-régulier dans les heures des repas, si l'on veut activer l'engraissement.

Leur vie est de trop courte durée pour qu'il soit besoin de rechercher leur âge d'une manière précise : aussi n'a-t-on que des aperçus tirés des dents, lesquelles s'allongent quand l'animal vieillit.

Choix du chien de garde.

Il doit avoir un grand corsage bien fourni de poil barbet ou ras, grosse tête et longues oreilles pendantes ou petites et droites, selon leur race, les yeux brillants, noirs ou azurés, les épaules et la poitrine larges, l'échine ramassée, les jambes et les pattes grosses, la queue recourbée.

Les chiens servent à la reproduction jusqu'à neuf ans; ceux de l'engeance d'un âge plus avancé sont faibles et paresseux.

Choix de la volaille. — Marques d'une bonne poule.

La meilleure race de poules est celle qui donne des œufs en abondance pendant la plupart des saisons de l'année. Elle se trouve parmi les poules d'une moyenne grosseur et qui ont le plumage noir : leurs œufs, indépendamment de leur plus grande abondance ont le double avantage d'avoir une saveur bien supérieure à ceux des poules de couleur claire. La crête pendante d'un côté est un signe certain de fertilité ou d'une bonne pondeuse.

La grosse espèce est presque déplumée; la chair est plus abondante et meilleure, mais elle pond peu et moins longtemps.

Le coq doit être plus grand, et avoir les ergots forts et acérés, les jambes fortes et de couleur jaunâtre, les cuisses charnues et bien fournies de plumes, la poitrine large, le cou élevé, délié et garni de plumes aux couleurs changeantes, la tête grosse, la crête rouge, grande, redoublée, profondément dentelée, le bec gros et court, les yeux brillants, les oreilles larges et blanches, la barbette longue et pendante, les ailes fortes et de large envergure, la queue grande et haute.

La poule ne vit guère que jusqu'à cinq ou six ans.

Faire pondre les poules en hiver.

On enfermera avec un bon coq, dans un endroit chaud et bien éclairé, les jeunes poules que l'on destine à la ponte. On leur donnera tiède de l'orge bouillie, de l'avoine crue, de la graine de sainfoin et du chènevis. Après quelques jours seulement de cette nourriture, le succès viendra couronner l'espérance.

Manière de conserver les œufs.

L'œuf frais est aussi bon que le vieux est mauvais.

Ordinairement pour garder les œufs on les couvre de son, ou de sel ou de sciure de bois, ou de cendre ou de millet; on les met encore dans la paille ou dans le foin. L'expérience nous a démontré que les œufs pouvaient se conserver beaucoup mieux et sans se donner tant de peine : il suffit tout simplement de les placer dans un caveau ou cellier sans humidité en ayant soin de ne pas les agiter, en les posant sur les planches, autrement on les exposerait à se gâter.

De la couvée.

Après les longues et curieuses recherches qui ont été faites à différentes époques et que le succès est venu sanctionner, il est reconnu que les œufs pointus pour la couvée produisent des coqs et que les mousses donnent des poules.

Les œufs éclosent du vingtième au vingt et unième jour.

Plusieurs personnes des campagnes ont encore conservé, à notre époque, la superstitieuse croyance que si les œufs n'étaient pas sous la poule en nombre impair ou comptés un à un et accompagnés de branches de buis, de morceaux de fer, de clefs et autres soi-disant préservatifs de ce genre, ils n'écloraient pas ou que le tonnerre tuerait dans la coquille les petits déjà formés. L'expérience a démontré le ridicule de ces anciens préjugés, qui ont perdu toute créance.

Moyens de faire éclore les œufs sans poule ni autre volaille.

On mettra les œufs extremêlés de plumes et recouverts d'un oreiller sur un fourneau dans lequel on entretiendra une chaleur toujours égale durant dix-huit ou vingt jours, et au bout de ce temps on en verra sortir de jolis petits poussins qu'il faudra, bien entendu, élever pendant quelques temps dans un lieu tempéré.

Fabrication et conservation des fromages.

Pour avoir un fromage qui ne laisse rien à désirer et qui se garde parfaitement, il faut le composer de lait de vache, de chèvre et de brebis : cela se conçoit par l'addition des propriétés particulières à chaque espèce ; ce qui justifie ce vieux proverbe : Beurre de vache, caillé de chèvre, fromage de brebis.

Les fromages faits d'une seule espèce de lait sont susceptibles d'être dévorés par les vers et de se corrompre. On y remédie en les envelop-pant dans les feuilles de serpentaire ou en les frottant avec de la lie de vin ou du fort vinaigre, du jus d'écorce de noix, de mûres franches, ou de l'eau-de-vie. Ces matières, loin d'altérer la qualité du fromage, ne font qu'y ajouter.

LES ABEILLES.

L'apiculture semble remonter à la création. Les abeilles ont été chantées dès la plus haute antiquité par les poëtes qui, touchés de la perfection de leur travail, de la sagesse de leur police et de leur respect pour la hiérarchie, les ont fait descendre du Soleil et des [illegible]. Leur éducation aurait été confiée aux nymphes Pry[illegible]nides qui ont élevé Jupiter de leur miel dans l'antre du Mont Dictan. Quelques auteurs les font descendre de la belle Mélissa que Jupiter a changée en abeille; d'autres leur donnent naissance au temps de Saturnus et d'Erichthonius. Varro dit qu'elles ont été les petites compagnes des Muses, à cause de leur affection pour la musique, au son harmonieux de laquelle elles se rassemblent.

Exposition des ruchers.

Les ruches doivent être exposées dans un endroit garanti des vents du nord, soit par des murs, soit par des haies vives, d'essences à porter des fleurs odorantes, dans le calice desquelles les abeilles puissent trouver de la nourriture, et entourées d'arbrisseaux, de plantes, de fleurs, tels que romarin, thym, lavande, sauge, menthe, mélisse, violettes, lis, fèves; enfin de tous arbres, plantes, fleurs aux senteurs agréables et salutaires, afin qu'elles n'aient pas à aller chercher leur nourriture à de longues distances; car, indépendamment de la petite quantité et de la mauvaise qualité du miel qu'elles fourniraient, elles ne produiraient que peu de cire et encore sans valeur. Les grands trajets les exposent à des fatigues et à des accidents qui peuvent les faire périr.

Le voisinage des prairies naturelles et artificielles leur convient beaucoup, attendu que lorsque les fleurs sont peu éloignées de leur demeure elles vont butiner à la rosée, d'où elles rapportent une abondante récolte de miel, car on sait que le miel est formé de la rosée et la cire des fleurs.

On aura soin de ne les laisser jamais manquer d'eau claire : l'eau sale leur répugne et peut même les empoisonner.

On donne à la ruche toutes les formes que l'on veut ; mais la plus ordinaire est celle qui a la forme d'une cloche. On les construit soit en bois, soit en paille nattée. Quand on veut se rendre compte du travail merveilleux des abeilles on se sert d'un rucher en verre qui, par sa transparence, en laisse apercevoir toute la beauté, ou simplement d'un carreau de vitre que l'on ouvre et ferme à volonté ; par ce moyen, aussi facile qu'économique, on peut juger de l'état de la ruche. On est saisi d'étonnement en voyant l'ordre admirable qui préside à tout, la soumission et l'obéissance au chef de cette petite république, appelé la reine, qui distribue à chacune ses occupations : les unes sont mises en sentinelles pour défendre l'entrée de la porte aux insectes importuns et malfaisants ; les autres vont en campagne chercher la cire pour la construction des cellules ; elles la passent à celles qui sont chargées de l'amollir et de la pétrir, lesquelles à leur tour la renvoient à celles qui doivent la mettre en œuvre; à d'autres sont confiées les matières du miel qui, après avoir passé par chaque ouvrière se trouvent transformées en miel exquis qu'elles déposent dans les alvéoles. L'occupation de quelques autres encore est de tenir le logis en parfait état de propreté, en jetant dehors les résidus provenant de la cire et du miel; elles en éloignent les corps morts de leurs compagnes à cause de la mauvaise odeur qu'ils pourraient y répandre. Une vingtaine sont destinées à accompagner le corps, traîné par deux d'entre elles, jusqu'au lieu de la sépulture : la cérémonie terminée, elles reviennent ensemble à la demeure. J'ai admiré bien des fois, avec un vif intérêt, cet honneur de la sépulture.

Si un animal nuisible s'est introduit dans la ruche et y périt par les mauvais traitements qu'il y reçoit, et que les abeilles ne puissent pas traîner son corps au dehors, elles l'enduisent de cire pour empêcher la putréfaction.

Les abeilles sont sujettes à des maladies dont les plus fréquentes sont la peste et la dyssenterie : la première, qui leur vient de la malpropreté, par suite de négligence à nettoyer les ruches, les tue par essaims; la seconde provient de l'abus qu'elles font des fleurs de tithymale et d'ormeau sur lesquelles elles se précipitent à la sortie de l'hiver. Pour éviter cet inconvénient, on entoure les ruchers de fleurs précoces. La fatigue, le froid, l'excès comme le manque de nourriture, sont aussi des causes de maladie. Si elles souffrent du froid, on les réchauffe avec des raisins secs et des pruneaux bouillis dans du vin, des fèves cuites, du lait, du sucre et toutes autres matières douces.

On reconnaît qu'elles sont malades quand elles sont tristes et qu'elles ont les ailes traînantes et d'une couleur obscure. Il convient alors de les transférer sans délai dans une ruche bien propre, frottée avec du thym, de la mélisse, de la sauge, du romarin et parfumée avec du galbanum; on y ajoutera quelques rayons de miel frais, des raisins et des figues cuits dans de l'eau miellée. On les éloignera ensuite des autres pour éviter la contagion.

Il arrive quelquefois de perdre les essaims nouveaux faute de les surveiller aux époques où les mouches se séparent d'habitude. On s'aperçoit facilement de leur dessein de fuir, car deux ou trois jours avant de partir elles baignent d'un certain liquide le tour de la ruche, font un bourdonnement inaccoutumé en se rassemblant par par groupes à l'entrée et autour, sortant et entrant continuellement. Il paraît que pendant ce mouvement, la reine, avec sa garde va choisir le lieu destiné à la nouvelle habitation; de retour elle donne le signal du départ et toute la troupe se met en campagne.

Si en partant elles portent leur volée trop haut, c'est qu'elles ont décidé un long voyage: on les arrêtera par le son de clochettes, de bassins de cuivre que l'on agitera, ou, à défaut d'objets bruyants, et si le temps presse, on battra des mains et on lancera de la poussière au milieu des fugitives pour les fatiguer et les abattre. Un son trop aigu au lieu de les retenir les pousse à s'éloigner; un son doux les ramène.

La ruche préparée pour recevoir le nouvel essaim sera lavée avec du vin et frottée avec de la menthe, du romarin et de la mélisse : séduites par l'odeur agréable de ces plantes elles prendront possession de la ruche.

Il arrive quelquefois que l'essaim se divise en

deux ou trois bandes; cette division vient de ce qu'il se trouve plusieurs reines qui ne sont pas d'accord sur la souveraineté : cependant on peut les rassembler dans une même ruche en se défaisant de la reine des groupes que l'on veut réunir au groupe principal : aussitôt elles se soumettront à l'obéissance de celle qui aura été conservée. Ce choix se fait à la main sans crainte d'être piqué, si l'on a soin de se frotter avec de la mélisse.

Au lieu de réunir les essaims, il est certainement préférable de les prendre séparément : ils sont moins gros, il est vrai, mais ils s'augmentent vite.

Les reines naissent dans le rucher d'une race particulière : on les reconnaît à la grandeur de leur corps, à la beauté de leur robe qui surpasse de beaucoup la grandeur et la beauté des autres; on les distingue encore à une liqueur rouge qui se trouve dans les alvéoles du bout des rayons, qui sont plus grandes que les autres.

De fausses reines s'introduisent souvent du dehors pour tâcher de s'emparer de l'autorité et tourmenter les abeilles; il faut les expulser. On les reconnaît à leur laideur : elles sont moins velues, elles sont sales et plus bruyantes que les légitimes et les surpassent même en grosseur.

Les pays situés sous les zones tempérées recueillent le miel deux ou trois fois par an; les autres le récoltent une seule fois.

En général, il convient de ne le récolter que lorsque la ruche est comble; autrement on décourage les mouches en retirant leur provision inachevée; cela les contrarie tellement que quelquefois elles désertent.

Dans les pays où l'on fait deux récoltes, la première a ordinairement lieu en avril et la seconde à la mi-août, afin de donner aux abeilles le temps de s'approvisionner avant l'hiver.

La cire est le résidu des alvéoles vides après l'éclosion des jeunes abeilles.

Quelquefois on éprouve des difficultés à recueillir le miel, par suite de la grande quantité de mouches qui restent à la ruche pour la défendre. Il y a un moyen bien simple d'obvier à cet inconvénient. On lèvera le couvercle de la ruche, on appliquera hermétiquement, à sa place, en la consolidant, une autre ruche vide, nettoyée, parfumée et munie de quelques rayons de miel. Par cette ouverture ainsi pratiquée, les abeilles passeront de la basse ruche dans la ruche préparée, où elles s'établiront sans difficulté, y trouvant une habitation commode, des provisions, et une odeur agréable. De cette manière, on pourra facilement faire l'opération, avec l'assurance que la récolte suivante sera beaucoup plus abandante que si l'on avait dérangé les mouches dans leur travail.

La qualité du miel varie suivant les lieux de production. La meilleure qualité se trouve dans celui qui est luisant, de couleur dorée ou blanche, doux au goût, liquide au coulage et se durcissant après l'opération.

Après avoir fait bouillir la cire sur un feu lent avec abondance d'eau on la passe dans un linge : ainsi tirée à clair on la remet bouillir en l'écumant avec soin : l'eau étant usée on jette la cire fondue dans des vases contenant une bonne quantité d'eau froide, afin qu'en se figeant elle ne s'attache pas aux parois.

Plus la cire est légère, grasse, compacte, odorante et chargée naturellement en couleur, plus elle est de bonne qualité.

Le miel est tout l'opposé, car plus il est léger, moins il a de qualité.

On peut blanchir la cire soi-même, sans frais, par un moyen des plus simples.

Après qu'elle aura bouilli et été bien écumée, on la passera dans un linge clair : ainsi passée on la remettra sur un feu lent, puis on la jettera par cuillerées dans un vase d'eau fraîche : saisie par le froid elle se réduit en tablettes minces que l'on expose à la rosée pour achever le blanchîment.

On sait que la cire, ainsi préparée, acquiert de la valeur pour le commerce.

Un mot sur les vers à soie.

Les vers à soie nous viennent de l'île Taprobane (Asie mineure) de la ville de Catay et Cambalu. Deux moines arméniens les apportèrent à Constantinople en l'an 526 à l'empereur Justinien.

De là l'élève des vers à soie s'est répandu en Europe. C'est l'Italie qui semble la première avoir été dotée de cette immense découverte, car des ouvriers furent amenés du Levant comme prisonniers en Sicile pour apprendre l'art de préparer et tisser la soie.

L'introduction en France, des vers à soie, paraît n'avoir eu lieu qu'à la fin du XVe siècle, après les guerres d'Italie par Charles VIII. Lorsque la paix fut rétablie, du plant de mûrier fut apporté d'abord en Provence et en Dauphiné, puis dans tout le Midi. Cette industrie est bientôt devenue une des principales branches du commerce de ces contrées. Il est regrettable que, de nos jours, la culture du mûrier ne se soit pas propagée dans toute la France, puisque le ver à soie peut vivre et donner ses produits sous la température de tout son territoire. Nous ne pouvons que blâmer les populations qu'une négligence aussi condamnable retient dans l'inaction.

Le mûrier serait surtout cultivé avec succès dans les riches et belles plaines qui environnent Paris. Ce serait une grande industrie de plus qui enrichirait la capitale en occupant utilement des milliers d'ouvriers quelquefois sans travail.

Il est, d'ailleurs, reconnu que là où croît la vigne, là aussi vient le mûrier.

Au temps des gaulois la France ne produisait pas de vin : il n'y a pas de pays aujourd'hui qui en soit plus abondamment pourvu; il en serait de même du mûrier.

Les vers à soie ont une maladie qui leur est naturelle et qui leur vient tous les ans au changement de peau.

Lorsque la maladie commence, la tête leur enfle : alors ils s'endorment et restent deux jours, temps que dure le mal, dans une complète immobilité. On les prive pendant ce temps de toute nourriture. Le troisième jour ils commenceront à se remuer et mangeront avec appétit. On leur donnera peu de nourriture au commencement, mais on augmentera successivement la ration.

Depuis leur naissance jusqu'à la seconde mue on ne leur donne à manger que deux fois par jour, matin et soir, à des heures régulières; trois fois de la seconde à la quatrième; quatre, cinq ou six fois de cette dernière à la fin de leur vie.

On évitera avec grand soin de leur donner des feuilles humides, jaunes, maculées ou trop nouvelles qui provoqueraient la dyssenterie.

Les vers à soie étant très-sensibles aux mauvaises odeurs, on parfumera de temps en temps le lieu où ils sont renfermés, en y brûlant de l'encens, du storax, du benjoin et autres matières odorifiantes.

Deux ou trois jours suffisent au ver à soie pour former son cocon. On reconnaît que la soie est faite, lorsqu'en approchant le peloton de l'oreille on n'entend plus aucun bruit. Il termine sa vie avec son travail. Dix jours après s'être renfermé dans son cocon il se transforme en papillon : il s'accouple ensuite et nous laisse ses œufs pour sa reproduction. Ce qu'il a de vraiment remarquable, c'est que durant 23 jours il reste privé d'air, de lumière et de toute espèce de nourriture.

La soie provenant des cocons qui auront donné de la graine ne peut servir qu'à la filoselle, non pas qu'elle n'ait la même qualité que celles des cocons qui n'ont rien produit, mais parce que, lorsqu'ils s'ouvrent, la soie se casse et ne peut plus être employée qu'après avoir été cardée, travail qui lui retire son lustre primitif.

Nous ne parlerons pas des avantages que procure l'élève des vers à soie ; tout le monde les connaît, et pourtant personne dans le centre de la France ne s'occupe de cette importance et riche industrie.

Les anciens ont affirmé qu'en nourrissant un jeune veau pendant 20 jours dans une étable bien sèche, petite, obscure avec des feuilles de mûrier et sans boire, il sortait de sa chair en putréfaction des vers à soie en tout semblables à ceux qui proviennent des œufs naturels. Ils prétendaient aussi que l'abeille peut sortir des parties en corruption du taureau et du lion : le frelon du cheval, et les guêpes du mulet. N'ayant pas vérifié cette assertion nous en laissons la responsabilité à leurs auteurs.

QUATRIÈME PARTIE.

PLANTES MÉDICINALES[1].

Leurs propriétés appliquées aux différents usages de l'homme et des animaux.

Tout le monde sait que chaque plante a une propriété particulière. Si nous connaissions leurs vertus, leur emploi, leur application, nous ne serions pas si souvent exposés à ces longues ma-

1. Si quelques-unes de ces plantes n'étaient pas connues de nos lecteurs, nous les engageons à s'adresser aux pharmaciens ou aux herboristes pour se les procurer.

ladies que nous laissons s'aggraver faute de savoir nous donner les premiers soins en attendant les secours de l'art, qui souvent se font attendre trop longtemps, surtout lorsque nous nous trouvons éloignés de médecins. Nous n'aurions pas non plus à regretter si souvent la perte de nos bestiaux; si nous savions leur administrer les remèdes nécessaires que nous devrions toujours tenir prêts contre les événements.

Nos lecteurs trouveront ici les moyens de les préparer et de les appliquer selon leurs besoins et ceux de leurs animaux.

Absinthe.

Cette plante est plutôt connue dans les campagnes sous le nom de *mort aux vers*. Les pharmaciens l'appellent *semen contra* ou *contra vermes*, remède contre la vermine. Prise en décoction elle est souveraine pour faire mourir les vers, et appliquée sur l'estomac elle le reconforte : infusée dans du vin elle a la même efficacité. On l'emploie aussi avec avantage comme contre-poison aux aliments malsains, tels que champignons, viandes, fruits, etc. L'onguent qui en est composé guérit les plaies et les ulcères de la tête. Son jus guérit les morsures venimeuses. La fumée de cette plante reçue dans l'oreille en guérit les douleurs.

Agripaume ou Cordiaca.

La décoction de cette plante désopile le foie, fait cracher, dégage la poitrine et les poumons, tue les vers, provoque les mois des femmes et leur facilite le travail de l'enfantement.

Aigremoine ou Eupatorium.

Cette plante en décoction ôte les démangeaisons et la grattelle, désopile le foie, fait mourir les vers. L'herbe et le jus appliqués sur les coups et meurtrissures reçus aux yeux, les guérit très-vite; sa racine tenue entre les dents en arrête la douleur.

Argentine.

Cette plante tire son nom de l'argenté du dessous de ses feuilles. Prise en décoction elle brise la pierre, guérit les ulcères intérieurs. Son jus nettoie et blanchit les mains.

Angélique.

Le nom de cette plante lui vient des vertus qu'elle possède contre les venins. Elle chasse les mauvaises odeurs et purifie l'air. En tenant une racine de cette plante à la bouche elle préserve de la peste. L'eau qui en est distillée guérit la morsure des reptiles et animaux venimeux, fait cracher les humeurs surabondantes et nettoie l'estomac : ses feuilles appliquées sur fe front chassent le mal de tête.

Aristoloche.

La décoction de cette plante guérit la courte haleine, les spasmes, les douleurs de côté, nettoie les dents, les gencives ; fait expectorer, calme les convulsions, purge les poumons, la matrice de toute surperfluité ; en lotion elle nettoie les plaies.

Armoise.

Une infusion de feuilles ou de fleurs de cette plante guérit les maux d'estomac. L'eau qui en est distillée, mêlée avec une égale quantité d'esprit de vin et d'eau de mare dessèche toutes sortes de dartres. Les bains de pieds d'armoise et de feuilles de vigne sont d'un grand effet.

Arrête-bœuf.

L'eau distillée de cette plante avec ses racines guérit la gravelle, fond la pierre, facilite les urines. La décoction de sa racine ôte les maux de dents.

Asperge.

La décoction d'une poignée de ses racines dans le bouillon et la tisane est très-rafraîchissante, dépurative et apéritive.

Asprela ou Queue-de-cheval.

Le jus de cette plante aspiré arrête les saignements de nez. Ses feuilles ou ses racines prises en décoction guérissent la dyssenterie, provoquent l'urine, empêchent la toux. Ses feuilles pilées appliquées sur les plaies les guérissent en peu de temps.

Aunée.

La décoction des racines vertes ou sèches de cette plante calme les maladies de poitrine, guérit l'asthme et la toux invétérée : on en prend 30 grammes. L'onguent qui en est composé avec du beurre frais guérit la gale et les maladies de la peau.

Aurone.

Deux grammes de ses feuilles séchées et mises en poudre, pris dans un verre d'eau de matricaire distillée, arrêtent les flueurs blanches. On l'emploie aussi pour fortifier les gencives. Les feuilles de cette plante mises dans les vêtements empêchent les vers de les endommager.

Barbe-de-chèvre ou Ulmaria.

La décoction de cette plante purge, nettoie l'estomac et calme l'épilepsie. L'eau distillée de cette plante guérit les plaies intérieures et extérieures.

Bardane ou Gleteron.

Cette plant eest diurétique, sudorifique, pectorale, vulnéraire et fébrifuge. La décoction de ses feuilles purifie le sang et est très-efficace contre les maladies vénériennes. En cataplasme avec du son et de l'urine elle résout les tumeurs ; on la donne en tisane dans la petite vérole et les fièvres malignes. Ses feuilles cuites sous la cendre et appliquées sur la goutte en calment la douleur. Les feuilles, les racines et la graine broyées ensemble composent un excellent remède contre les écrouelles.

Basilic.

La poudre respirée fait abondamment couler les sérosités du cerveau et guérit le mal de tête.

Baume.

Par infusion on en tire une huile qui est souveraine pour toutes sortes de blessures, plaies et contusions; en décoction, elle provoque les mois et les urines; c'est aussi un excellent stomachique.

Bétoine.

Cette plante a de nombreuses et salutaires propriétés. En cataplasme, elle guérit les plaies à la tête, les morsures venimeuses et les ulcères; fait aboutir les clous et furoncles. Sa décoction dans du vin blanc chasse les concrétions pierreuses de la vessie, les douleurs de reins, purge le poumon et le foie, facilite la digestion, arrête les crachements de sang, calme l'hydropisie et l'épilepsie. Sa racine prise de la même manière fait rendre les glaires et la bile, nettoie l'estomac.

Bistorte.

Cette plante appliquée sur les plaies les guérit vite; prise en tisane, elle arrête les vomissements bilieux, les relâchements d'urine, le sang des plaies; détruit les vers des enfants.

Blanche ursine ou Acanthus.

Une décoction des feuilles et de la racine de cette plante fait uriner, arrête le flux de ventre, fait grand bien aux hydropiques et aux maladies des nerfs.

Bois gentil.

Les feuilles et les fruits de cet arbrisseau en décoction sont un purgatif très-actif. Si on veut l'adoucir, on y mêle un peu de vinaigre. Ils sont très-salutaires contre les hydropisies, les vapeurs et les rhumatismes anciens et invétérés.

Bouillon blanc.

Cette plante, prise en décoction, calme les toux anciennes et irritées, les spasmes, les douleurs de poitrine. L'eau distillée de ses fleurs ôte la goutte-rose de la figure, les marques de brûlure. Ses fleurs mélangées avec un jaune d'œuf, appliquées sur les hémorroïdes, les guérit promptement. Le jus de ses feuilles et de ses fleurs, appliqué sur les verrues, les fait disparaître, et en breuvage il chasse la fièvre quarte.

Bourse à berger ou Tabouret.

La décoction de cette plante en lavements arrête la dyssenterie; en lotion, le flux excessif des menstrues. Le jus de ses feuilles peut être pris jusqu'à 180 grammes dans les fluxions où il y a inflammation; il est très-efficace contre les ulcères aux oreilles.

Cette plante, tenue à la main seulement, arrête les saignements de nez tellement elle a de puissance sur cet organe.

Bruyère.

L'eau distillée de toute la plante appaise l'inflammation des yeux; l'huile guérit les dartres. Un bain calme la goutte.

Buis.

Quelques gouttes de l'huile de cet arbrisseau

suffisent pour chasser instantanément les vapeurs et le mal de dents. Pour l'épilepsie, on donne une dose de vingt gouttes mêlée avec de la poudre de réglisse de bois; pour lés cancers, on la mêle avec du beurre fondu.

Bugle ou consolida petra.

La vertu de cette plante, pour consolider les plaies tant intérieures qu'extérieures, lui a mérité son nom des Latins.

Buglosse ou Cangue de bœuf.

La racine de cette plante, bouillie dans le vin doux, lui donne la propriété de conserver toute l'année la vertu qu'elle a de chasser la mélancolie et de réjouir le cœur. Ses feuilles en potage produisent le même effet et lâchent le ventre. Son jus est employé avec une grande efficacité contre la fièvre tierce; son eau distillée guérit l'inflammation des yeux, et prise par cuillerées elle donne en abondance du lait aux nourrices, guérit la morsure des serpents. Les anciens prétendaient même que les personnes qui en buvaient sont préservées de cette morsure.

Cabaret ou Assarum.

Ses feuilles en cataplasme appliquées sur le sein des femmes nouvellement accouchées en chassent l'enflure; sur le front, fait dormir et guérit le mal de tête. En lotion, il ôte les rougeurs et l'inflammation des yeux; les fistules du nez, la goutte sciatique. La décoction de sa racine provoque les urines et est salutaire aux hydropiques, chasse les fièvres tierce et quarte, facilite la respiration gênée.

Caille-lait.

L'infusion de cette plante calme la goutte. Le sirop de ses fleurs rétablit les mois et guérit les pâles couleurs. Sa décoction fait passer la grattelle et toutes les maladies de la peau.

Camomille.

Le jus des feuilles de cette plante guérit la

fièvre tierce. Un grand bain où l'on met une bonne quantité de camomille est extraordinaire pour renforcer les membres débiles, pour adoucir les reins et les nerfs, les jointures des bras et des jambes. Ses feuilles échauffées sur une pelle ou une brique et appliquées en bandeau sur le front, apaisent les douleurs de tête.

Campanulé ou Enula campana.

La feuille de cette plante en décoction chasse les spasmes, la colique, les convulsions, les enflures, la courte haleine et fait expectorer. Sa racine, prise de la même manière, provoque l'urine et égaye le caractère.

Carline.

Cette plante appliquée en cataplasme sur la région du cœur en arrête les battements ; guérit la goutte sciatique mise sur la partie souffrante. En poudre, elle sèche les plaies, chasse la peste. L'empereur Charlemagne en ayant été guéri lui donna son nom.

Centaurée.

Son nom lui fut donné par le centaure Chyron, à la suite de la guérison de la blessure qu'il se fit au pied en laissant tomber une flèche empoisonnée. Cette plante, pilée verte et appliquée sur les grandes plaies, les ferme vite; prise en décoction, elle guérit les rhumes et les fluxions; purge des humeurs phlegmatiques qui causent la sciatique; tue les vers, éclaircit la vue, calme la paralysie et les convulsions.

Cerfeuil.

On fait usage de cette plante avec grand succès dans la jaunisse, les pâles couleurs, les fièvres, l'enflure, les maladies des reins et de la vessie, prise en bouillon fait avec du veau; en décoction et en fomentation, elle guérit la colique; pilée, elle guérit les meurtrissures reçues par coups ou chutes. Son jus, mêlé avec celui de la chicorée sauvage, est très-efficace pour les maladies de poitrine et les pleurésies.

Chardon argentin ou Epine blanche.

Cette plante, en décoction, guérit les maux de dents, d'estomac, les coliques et les flux de ventre.

Chardon bénit.

La décoction de cette plante désopile le foie, provoque l'urine, brise la pierre, guérit les ulcères du poumon, les coliques, les douleurs de reins et de côté, fait mourir les vers des enfants. Son eau distillée chasse toutes sortes de fièvres. Sa graine infusée dans du vin blanc ramène la mémoire.

Chardon à cent têtes.

L'eau distillée de cette plante reconforte le foie, est très-efficace contre les gonorrhées, guérit les fièvres quarte et quotidienne, la colique, la gravelle, les rétentions d'urine, les morsures venimeuses et rétablit les mois.

Cheveux de Vénus ou Capilli Veneris.

Cette plante est souveraine contre la pierre et la gravelle, provoque les urines; elle est un puissant dépuratif; guérit les morsures venimeuses, fait pousser les cheveux aux places dépouillées, guérit la teigne, détruit les lentes de la tête des enfants : sa décoction reconforte les asthmatiques et guérit la jaunisse.

Chèvre-feuille.

La décoction de la fleur de cet arbrisseau désopile la rate, provoque l'urine, ôte la lassitude et donne un libre accès à la respiration gênée.

Chélidoine ou Grande Eclaire.

Les hirondelles emploient cette herbe pour rendre la vue à leurs petits; de là, sans doute, lui vient son nom. L'eau de ses racines est souveraine pour les maux d'yeux : elle guérit la taie. On s'en sert aussi avec grand succès contre les dartres, la teigne, la jaunisse, les douleurs de matrice. Son jus coulé dans les dents creuses et gâtées les fait tomber sans douleur. Sa racine fraîche pilée et appliquée sur les cors, les œils de perdrix, les durillons, les ognons, les fait disparaître.

Cette plante infusée au poids de 30 grammes dans un demi-litre de vin blanc avec 30 grammes de teinture de mars est très-salutaire dans l'hydropisie. On en prend deux fois par jour, 90 grammes chaque fois.

Chicorée sauvage.

Le jus de cette plante mêlé avec le suc de bourrache, de cerfeuil et de langue de bœuf, se donne, avec grand succès jusqu'à 125 grammes, de quatre heures en quatre heures dans les maladies de poitrine.

Chiendent ou Gramen.

Tout le monde connaît la propriété rafraîchissante de la décoction des racines de cette plante : elle fait mourir les vers des enfants, désopile le foie et provoque les urines.

Cigue.

Cette plante contenant un poison nous ne la prendrons pas intérieurement ; nous ne nous en servirons qu'en frictions pour les tumeurs du foie, de la rate, des ganglions, pour faire circuler le lait arrêté dans les mamelles ; et en cataplasmes pour guérir l'inflammation des bourses.

Cloporte ou Porcelet.

Le cloporte est un insecte à quatorze pattes, au corps ovale et un peu aplati ; il se trouve dans les endroits humides : peu de maladies résistent à ce remède bien préparé ; c'est un de nos meilleurs vulnéraires.

Après les avoir noyés dans le vin blanc, on les fait sécher à l'ombre, et on les pulvérise le plus fin possible. On conserve cette poudre pour s'en servir au besoin : elle se prend à jeun dans un demi-verre de vin blanc depuis 1 gramme jusqu'à 4.

Coquelicot.

La décoction de cette plante calme l'insomnie et les malaises frénétiques, ramollit le ventre, provoque l'expectoration, désenfle les apostumes des parties génitales.

Consoude ou Paquerette.

Son nom seul nous dit que cette plante à la vertu de consolider les plaies. Employée en cataplasmes elle apaise les douleurs de la goutte; et sa racine en poudre remet les hernies des enfants et arrête le flux de ventre.

Crépinette.

Cette plante en décoction facilite les urines, en injection calme les douleurs d'oreilles, guérit les ulcères en désséchant les matières boueuses qui s'y forment. Elle est très-salutaire aussi contre les inflammations d'intestins.

Crémil ou Herbe aux perles.

La décoction de cette plante rompt la pierre de la vessie, provoque l'urine, guérit la chaude-pisse, facilite l'accouchement et calme les douleurs de l'enfantement.

Curage ou Persicaire.

Cette plante réduite en onguent guérit les plaies, prise en lavement arrête la dyssenterie. Son jus détruit complétement les punaises.

Les viandes enveloppées dans cette herbe se conservent plusieurs jours au delà de l'ordinaire.

Chausse-trappe.

La graine pulvérisée de cette plante infusée dans le vin fait uriner et chasse la gravelle, quelquefois même avec violence et jusqu'au sang, si l'on n'en usait pas modérément.

Dictame.

La racine de cette plante en décoction préserve de la peste, nettoie et guérit les reins, provoque les urines et les mois des femmes, tue les vers des enfants.

Digitale.

Une poignée des feuilles bouillies dans un litre de bierre est un purgatif très-actif par le haut et par le bas. Ce remède est très-bon contre l'épilepsie. Il est classé parmi les meilleurs vulnéraires.

Dompte-venin.

L'infusion de cette plante guérit les fièvres malignes.

Éclaire (petite).

Cette plante broyée guérit les hémorroïdes, les chancres et les verrues.

Élatine ou Velvote.

Cette plante pilée et appliquée sur les plaies faites par un tranchant les guérit miraculeusement : son eau distillée fait passer les dartres, les grattelles, guérit les cancers du sein des femmes, les fièvres tierce et quarte, les yeux larmoyants, dessèche l'eau des hydropisies.

Épine-vinette.

Une poignée de fruits de cet arbrisseau infusés dans un litre de vin blanc arrête les flueurs blanches. Une décoction de sa seconde écorce guérit les ardeurs d'urine, les fièvres ardentes et toutes les inflammations internes.

Euphraise ou Luminette.

La poudre de cette plante a la vertu d'éclaircir les vues obscures et éblouies. Prise en tisane elle conserve la mémoire.

Fougère.

Cette plante prise en décoction détruit la vermine, facilite l'enfantement; en poudre appliquée sur les plaies elle les dessèche promptement.

Fraxinelle.

Cette plante a particulièrement la vertu de rompre la pierre, de rétablir les mois.

Fumeterre.

Cette herbe éclaircit la vue en s'en frottant les yeux ; sa décoction désopile le foie, nettoie les humeurs adustes, guérit la gale, les grattelles, la jaunisse, les maladies chroniques : elle est un souverain dépuratif.

Genêt.

Sa semence en poudre au poids de 8 grammes guérit les sérosités des hydropiques et provoque les urines.

Gentiane.

Cette plante prise en décoction guérit les fièvres, détruit les vers et l'inflammation des yeux. La tisane de sa racine est très-salutaire aux maux d'estomac et arrête les maladies de foie.

Genévrier.

La tisane du bois et des grains du genévrier sont très-bonnes pour les maux d'estomac, les tranchées, les vents, la toux invétérée, les mois et les urines.

Germandrée ou Petit Chêne.

Cette plante en décoction est très-salutaire contre la peste, l'épilepsie, la morsure des reptiles, la fièvre tierce, la jaunisse, les vieilles toux, la dyssenterie, les douleurs de tête, les rétentions : guérit les convulsions, les maux de côté, réchauffe les entrailles, et s'infiltrant dans le sang elle en rétablit la circulation.

Germandrée d'eau.

Les feuilles de cette plante pilées sont d'une grande efficacité pour faire disparaître les excroissances de chair, et en décoction elle est un contre-poison certain; arrête la dyssenterie, purge les ulcères intérieurs, provoque l'urine et guérit les flueurs blanches.

Grateron ou Aspertule.

Cette plante est très-sympathique, elle s'attache aux vêtements de ceux qui en approchent. Ses feuilles broyées et appliquées guérissent les piqûres des serpents et autres reptiles, d'araignées et autres insectes, mail il faut en même temps boire infusée dans du vin sa graine pulvérisée. Son jus guérit les douleurs d'oreilles; son eau distillée est souveraine contre la pleurésie et autres maux provenant de longues fatigues qui occasionnent ce qu'on appelle vulgairement une *forcée*.

Gratiole ou Herbe à pauvre homme.

Cette plante est un purgatif actif par le haut et par le bas : elle est très-salutaire, en infusion dans le vinaigre jusqu'à 8 grammes, contre l'hydropisie et les fièvres intermittentes.

Guimauve et Mauve.

Tout le monde connaît la vertu de ces plantes dont l'infusion est très-émolliente, facilite l'urine et guérit les inflammations. En se frottant les mains avec le jus de la guimauve on guérit les piqûres des guêpes et des mouches à miel et on s'en préserve. La racine de mauves blanches est très-efficace pour nettoyer et conserver les dents en les frottant avec.

Gui.

On l'emploie contre l'épilepsie, la paralysie, l'apoplexie, la léthargie, les vers et les convulsions, pour fortifier le cerveau. On prend une infusion de 30 grammes dans un verre de vin blanc.

Les fruits de cette plante ne s'emploient qu'en cataplasme pour faire percer les abcès.

Hièble ou Ebulus.

La fleur ressemble à celle du sureau. Sa

graine prise en poudre dans du vin guérit les colériques : sa racine cuite dans le vin porte un grand secours aux hydropiques en ouvrant les conduits. Ses feuilles en cataplasme apaisent les douleurs de la goutte.

Hysope.

Cette plante est souveraine contre les maladies du poumon, les obstructions des viscères et les rétentions.

Herbe aux pouilleux ou Staphisaigre.

Son nom lui vient de sa propriété de détruire les poux : elle guérit les douleurs de dents et de gencives. Mise parmi les vêtements, elle les préserve des mites, des vers et autres vermines.

Herbe aux puces ou Psillum.

Cette plante parsemée dans les chambres et sur les lits en chasse les puces. Son application en bandeau sur le front enlève les maux de tête : son eau distillée injectée par petite quantité dans les yeux retire l'inflammation des paupières et les guérit.

Herbe aux teigneux ou Petasite.

Le nom de cette plante nous dit sa principale propriété qui est de guérir la teigne. En tisane elle guérit les coliques, les engorgements de la matrice, les ulcères malins, la respiration gênée, les rétentions d'urine, provoque les mois. Une infusion dans du vin de la poudre de ses feuilles amène la transpiration et chasse les fatigues et les douleurs des membres.

Joubarbe.

Le jus de cette plante en injection guérit les ulcères; pilée, elle ferme les coupures et enlève les cors aux pieds.

Langue-de-chien.

Une application de cette herbe pilée ou de son jus guérit les hémorroïdes, les brûlures, les plaies anciennes, les douleurs et les inflammations des membres.

Langue-de-serpent.

Cette plante appliquée broyée a une grande vertu pour dissoudre les tumeurs, guérir les ulcères malins, les brûlures, les inflammations et arrêter les déflexions des yeux.

Lavande.

L'infusion de ses fleurs est très-salutaire pour les maladies de poitrine et du cerveau, la paralysie, l'asthme : elle rétablit les mois, facilite les digestions. L'huile de cette plante fait mourir les vers et les poux des enfants.

Lierre terrestre.

La décoction des feuilles de cette plante prise en lavements guérit les coliques. Les mêmes feuilles confites dans le vinaigre et mangées en salade désopilent la rate. L'onguent qui en est composé guérit promptement les plaies récentes, écorchures, ulcères anciens, brûlures et autres cicatrices. Son jus aspiré par le nez chasse la mauvaise odeur dont cet organe peut être affecté, en même temps qu'il purge le cerveau. Injecté dans les oreilles il en chasse les humeurs. La gomme de cette herbe ôte le poil des parties du corps où il est venu contre nature.

Linaire ou Lin sauvage.

Le suc et l'eau distillée de cette plante guérissent les inflammations des yeux, les cancers, les fistules et les érésipèles.

Lylimachie ou Solicaria.

La décoction de cette herbe arrête la dyssenterie, les crachements de sang, le sang qui s'échappe des plaies; guérit les écorchures, même celles des pieds, sans empêcher de marcher.

Mandragore.

Les feuilles et les racines de cette plante appliquées sur les tumeurs les résolvent et chassent lès douleurs de la goutte. Un emplâtre fort peut fondre les squirrhes de la rate.

Marrube.

Le jus des feuilles de cette plante mêlé avec du miel est d'un très-grand secours pour les asthmatiques; mêlé avec de l'huile rosat, injecté dans l'oreille, il en arrête immédiatement les douleurs; mis pur dans le nez il guérit la jaunisse.

Mercuriale.

Les lavements de la décoction de cette plante chassent les superfluités. Son jus guérit les verrues, facilite la conception et provoque les mois.

Mille-feuille.

Cette plante pilée appliquée sur toutes les plaies faites avec un tranchant les ferme promptement, et en tisane elle guérit les écoulements appelés chaude-pisse et les flueurs blanches: prise en poudre, elle calme les toux anciennes et opiniâtres.

Mille-pertuis ou Perforata.

Son nom lui vient de ce qu'en regardant ses feuilles à la transparance de la lumière elles semblent percées de mille petits trous.

Cette plante prise en décoction a la propriété de guérir les rétentions et d'arrêter les flueurs blanches.

La poudre de sa graine appliquée sèche sur les ulcères humides et pourris les guérit; infusée dans le vin blanc elle chasse la fièvre tierce et la goutte.

Mors-du-diable.

Cette plante est souveraine contre la vermine des enfants, les tumeurs pestilentes et les douleurs de l'estomac : elle dissout le sang et en rétablit la circulation.

Mouron.

Comme le mâle et la femelle ont des propriétés différentes, nous les distinguerons. Le mâle a la fleur incarnate et la femelle la porte blanche.

Le mâle pris en décoction guérit les inflammations des intestins et les hémorroïdes ; la femelle guérit les cirons des mains, la grattelle en se lavant dans l'eau où on l'aura fait bouillir.

Muguet.

L'eau distillée des fleurs de cette plante calme la paralysie, l'épilepsie et le vertige. Elle se prend jusqu'à 125 grammes.

Nicotiane ou Tabac.

Le nom de cette plante lui fut donné par Jean Nicot qui la fit venir des Indes. On l'appelle aussi l'*herbe à tous maux*, en raison des nombreuses guérisons qu'elle opère : elle étend sa vertu à la guérison des plaies quelque anciennes qu'elles soient, les chutes, les brûlures, les ruptures, les maux de tête, de dents, d'yeux, de matrice ; douleurs quelconques, dartres, teigne, enflures, goutte, difficultés d'uriner, courte haleine, vieilles toux, coliques. Son eau distillée, son jus, sa poudre ont les mêmes propriétés. Les onguents composés de cette plante sont employés avec grand succès. Elle est un remède infaillible pour la destruction des punaises ; il suffit d'en frotter les endroits où elles se réfugient pour les chasser pour toujours.

Navet.

Il est employé dans les bouillons de veau pour les fluxions de poitrine, les rhumes, la toux et les maladies où il faut des adoucissants. On se sert de la graine dans les tisanes apéritives, sudorifiques et cordiales, fièvres malignes, la petite vérole, la rougeole et le pourpre.

Noyer.

Les feuilles de noyer bouillies dans l'eau et appliquées sur les brûlures, quelle que soit leur gravité, en retirent immédiatement le feu et les guérissent promptement.

Numilaire.

L'eau distillée de cette plante, guérit les hernies, arrête les dyssenteries, les vomissements de sang, les flueurs blanches. Les feuilles pilées resserrent tous ulcères et les guérissent.

Orpin.

La décoction de cette plante arrête la dyssenterie, le flux de sang, les ulcères intérieurs et rapproche les plaies ; en cataplasmes elle est d'un très-grand effet sur les descentes, les panaris et les tumeurs.

Origan.

On prend l'infusion des feuilles de cette plante contre l'asthme, la toux, la pleurésie, les indigestions, la suppression des mois, les pâles couleurs, la paralysie, les rhumes de cerveau et les torticolis. L'huile essentielle mise avec du coton dans les dents cariées en apaise la douleur.

Ortie ou Urtica.

Cette plante est si commune et si désagréable par ses piqûres qu'elle est foulée aux pieds : elle possède pourtant des propriétés bien précieuses.

Son jus pris en breuvage rompt le calcul : en s'en frottant le front, il arrête les hémorragies du nez : employé en gargarismes il guérit la luette enflammée. Ses feuilles pilées et appliquées sur le nez et entre les épaules opèrent le même effet. Sa graine pulvérisée et infusée dans du vin blanc guérit la pleurésie, l'inflammation des poumons, facilite la respiration, apaise la toux violente et fait abondamment cracher; ses feuilles en tisane font uriner et amollissent le ventre.

Pain-de-pourceau.

Le jus de cette herbe est employé contre les coliques, l'hydropisie, purge et éclaircit la vue, guérit les hémorroïdes et le flux de sang, désopile le foie et la rate. Sa racine infusée dans l'huile rosat injectée dans l'oreille guérit la surdité. Sa racine en décoction rétablit les mois, en lotion elle ôte les rousseurs du visage et fait croître les cheveux.

Pariétaire.

Cette herbe broyée et appliquée en cataplasmes

sur les hémorroïdes les guérit ; ôte la colique et la goutte.

Pas-d'âne ou Tussilage.

La tisane de cette plante est très-salutaire aux maladies de poitrine parce qu'elle a la propriété de reconforter le poumon : elle guérit les toux opiniâtres et facilite la respiration.

Passerage.

Les cataplasmes faits de cette plante et de saindoux guérissent la goutte sciatique. On efface les taches du visage en les frottant avec son jus.

Pervenche.

Elle est très-bonne contre la dyssenterie et autres flux de ventre ; guérit les hémorragies, calme les douleurs de dents et de matrice.

Peucedane.

Le jus de cette plante guérit les maladies du

poumon, les douleurs de nerfs, de reins, de dents et de la poitrine provenant d'humeurs visqueuses.

Pied-de-lion ou pimprenelle.

Cette plante a une grande vertu pour guérir les hernies et rétablir les ruptures des enfants : elle guérit également toutes les plaies en les lavant aves ses feuilles bouillies. Un linge trempé dans sa décoction et appliqué sur les seins les raffermit et les durcit.

Pied-de-veau ou Jarrum.

Les feuilles de cette plante cuites dans du vin et de l'huile, guérissent les brûlures et les hémorroïdes : en décoction elles rétablissent la respiration facile et chassent les vieilles toux. Les feuilles vertes appliquées sont très-salutaires contre la goutte et les flegmes; leur jus guérit toutes sortes d'ulcères.

Piloselle.

Une décoction de cette plante guérit la dyssenterie, les plaies et le flux de la matrice. Cette herbe constipe tellement les moutons que quelquefois ils en meurent si on n'y apporte remède.

Les taillants trempés avec le jus de cette plante sont d'une si grande qualité qu'ils peuvent couper le fer aussi facilement qu'ils couperaient le bois.

Pissenlit ou Œil-de-bœuf.

Une infusion des feuilles de cette plante est souveraine contre la jaunisse. La décoction de ses feuilles facilite les urines.

Pivoine.

La décoction de la racine de cette plante est très-bonne contre les douleurs de reins et de la vessie, la jaunisse, l'épilepsie et fait revenir la voix presque éteinte. En frottant les gencives des enfants avec sa racine ou facilite la sortie des dents.

Plantin.

Cette plante pilée et appliquée sur les brûlures les guérit en un instant; son jus chasse la fièvre tierce. Il y a trois espèces de plantin; nous ne les distinguerons pas, chacune ayant la même propriété.

Pourpier.

C'est une plante des plus rafraîchissantes. Le jus se prend de 125 à 150 grammes dans les fièvres ardentes et les maladies inflammatoires. Son eau distillée arrête les hémorragies et les pertes.

Pulmonaire.

Cette plante s'est acquis une grande réputation dans les maladies du poumon et de la poitrine. Prise en tisane, elle arrête les crachements de sang et provoque l'expectoration; en cataplasme elle consolide promptement les ulcères et les plaies.

Quinte-feuille.

Le nom de cette plante lui vient de cinq feuilles qu'elle porte à l'extrémité de ses branches: c'est un moyen de la reconnaître. La faire bouillir jusqu'à la réduction au tiers du volume d'eau et la garder dans la bouche guérit les maux de dents, les ulcères, les maux de gorge, calme l'épilepsie, vulgairement connue sous le nom de *haut mal* ou *mal caduc*, arrête le flux de sang. Elle s'emploie avec beaucoup de succès contre les poisons, la jaunisse et les engorgements du foie.

Renoncule bulbeuse ou Bassinet, Pied-de-coq, Pas-de-loup.

La tisane de cette plante guérit les fièvres tierce et quarte, les verrues, poireaux, ognons, durillons, mules aux talons. La poudre de sa racine provoque l'éternuement.

Ronce.

L'infusion des feuilles et des fleurs de cette plante arrête le flux de ventre, les flueurs blanches, le crachement de sang, l'âcreté de l'urine. Ses fruits en gargarismes guérissent les maux de gorge.

Sanicle.

Cette plante prise en décoction fait circuler le sang, débarrasse le cerveau, arrête les crachements de sang, raffermit les plaies ; employée en cataplasme elle est souveraine contre les descentes nouvelles et les tumeurs.

Saxifrage.

Cette plante a la propriété de provoquer les urines, de fondre la pierre, de débarrasser l'estomac des humeurs, et de rétablir les mois.

Safran.

Il sert dans les collyres pour les yeux, dans

les cataplasmes résolutifs et adoucissants. 8 grammes dans un bouillon au lait est un excellent remède pour les pulmoniques.

Scabieuse.

L'eau distillée de cette plante mêlée avec la thériaque dégage l'estomac; prise seule arrête la fièvre. Un liniment de son jus et de beurre frais guérit la grattelle, les dartres et autres maladies de la peau; à défaut de jus on se sert de sa racine pulvérisée.

Sceau de Salomon.

Le jus de cette plante, ou sa racine pilée appliqués sur les meurtrissures, les taches, les lentilles au visage les effacent promptement. L'eau qui en est distillée fait disparaître les taches de la figure, quelle qu'en soit l'origine.

Scolopendre ou Langue-de-cerf.

Une tisane de cette herbe guérit l'enflure et

l'opilation de la rate. Elle est aussi très-bonne pour combattre la fièvre quarte.

Scorsonère.

La tisane des racines de cette plante, prise par verres, guérit les morsures venimeuses, les fièvres chaudes, la rougeole, provoque l'urine et les mois des femmes.

Scrophulaire.

Le nom de cette plante dit sa propriété, qui est de guérir les scrophules ou écrouelles, en les frottant avec l'onguent fait de ses racines et de graisse de mouton.

Seneçon.

Cette plante, qui est connue de tout le monde, a la propriété de guérir les hémorroïdes et de rétablir les menstrues arrêtées, chasse les humeurs, les enflures, guérit la grattelle et les rétentions d'urine.

Serpentaire.

Cette plante a la forme d'un serpent : c'est sans doute de cette ressemblance que lui vient son nom.

Les serpents fuient les persones qui portent cette herbe, dont le suc, donné à boire, est un souverain remède contre la morsure de ce reptile, et appliqué sur les yeux les éclaircit, sur les verrues les fait disparaître. Les racines de cette herbe sont très-bonnes en décoction pour dégager l'estomac et faciliter la respiration gênée : son fruit guérit les chancres.

Serpolet.

Une poignée infusée dans du vin durant 12 heures et pris à jeun, guérit les pâles couleurs, le rhume, la toux opiniâtre. L'infusion de ses fleurs calme le vertige et la migraine. Un bain dans lequel on ajoute de la mercuriale et du thym rétablit les mois.

Sureau.

Un cataplasme de ses feuilles retire l'inflammation des ulcères, la goutte et les brûlures. Une infusion de la deuxième écorce de cet arbrisseau au poids de 30 grammes est un excellent purgatif et très-salutaire contre l'hydropisie. Les fomentations de ses fleurs servent aux maladies de la peau.

Tanaisie.

L'infusion de ses feuilles dans du vin blanc provoque les mois. Son jus guérit les gerçures des mains, les dartres et la gale; mêlé avec de l'esprit de vin employé en friction calme les rhumatismes : son eau sert à bassiner les jambes des hydropiques.

Thym.

Son eau distillée, prise par verrées, convient aux épileptiques; sa décoction calme les asthmatiques, tue les vers, rétablit les mois et fait sortir l'arrière-faix; en cataplasmes calme la

sans être lavée, ou de safran, ou de plantin ou de pourpier ;

Ou on le frictionne avec de l'huile rosat et de pavot, ou du vinaigre et de l'eau de rose.

On le guérit encore en y mettant un cataplasme de bolarmène, de graine de pavot, de vinaigre, de pommes cuites et de blancs d'œufs : ensuite on lave la tête avec une décoction de feuilles de sauge, de vigne, fleurs de nénuphar et de roses.

Quand la douleur vient de *causes froides* on applique sur le front et aux joues du serpolet, ou de la verveine, ou de la rue, de la nicotiane ou de la menthe trempés dans du vinaigre et du miel rosat; ou on se frictionne la tête avec de la bétoine et de la mélisse sur lesquelles on jettera du vinaigre et de l'eau de rose.

On chassera aussi le mal de tête en aspirant du jus de fenouil et de marjolaine mêlés. Si on faisait usage, en aspiration, d'huile de grande marjolaine, on n'aurait jamais de maux de tête.

MIGRAINE.

On guérit la migraine en mettant dans l'oreille

du côté où siège le mal, un morceau de la première pelure d'un ognon cuit sous la cendre trempé dans l'huile rosat et laurin.

MAUX D'YEUX.

L'eau d'éclaire injectée dans les yeux les éclaircit : sa poudre ôte la taie. La poudre faite de sucre candi, de tutie, de couperose blanche à égale quantité et passée dans un linge très-fin de manière à la rendre presque impalpable, mise dans les yeux matin et soir, fond la cataracte et la taie. La seule poudre de fèves blanches a la même propriété.

L'eau distillée trois fois au bain-marie, des plantes vertes : fenouil, rue, verveine, euphraise, endive, bétoine rose, roses rouges, cheveux de Vénus, mêlées, par égale portion, et infusées pendant 24 heures dans du bon vin blanc, en y ajoutant 90 grammes de foie de bouc entier, est souveraine pour toutes les maladies d'yeux et conserve la vue aussi forte qu'à 30 ans aux personnes âgées.

Les maux d'yeux provenant de coups, et les marques qu'ils ont laissées, sont bientôt guéris par l'application sur l'œil blessé de la seule herbe d'aigremoine froissée entre les mains.

ROUGEURS DU VISAGE.

Pour ôter les rougeurs du visage on le lavera soir et matin avec de l'eau de bouillon blanc distillée au bain-marie dans laquelle on ajoutera un peu de camphre.

VISAGES COUPEROSÉS.

Pour préparer la peau des visages couperosés à recevoir le traitement on leur donnera, pendant plusieurs jours consécutifs, un bain de vapeur composé de figues, de raisins de Damas, orge, son de froment, balle d'avoine, feuilles de pariétaire, de camomille, de guimauve, de mauves, de violes, bouillis dans de l'eau de citerne.

On se lavera ensuite avec l'eau suivante distillée au bain-marie : 60 grammes de racines de patience, autant de chair de melon bien mur, une douzaine d'œufs d'hirondelles, 15 grammes de sel de nitre, 60 grammes de tartre blanc; le tout trempé dans une quantité suffisante de vinaigre.

MAUX DE NEZ.

La mauvaise odeur du nez est parfaitement guérie en le lavant avec la décoction en vin blanc de girofle, calament aromatique, gingembre, pouliot, à égale quantité, et aspirant ensuite légèrement de la poudre de pyrètre. Pour en guérir les ulcères et les grattelles on emploiera le jus de la feuille de lierre et de la pomme de grenade aigre mêlés ensemble. On arrête les saignements abondants de nez en appliquant sur le front un bandeau fait de sandaraque pétrie avec un blanc d'œuf : on les provoque (et il est quelquefois nécessaire de le faire pour dégager le cerveau) en se mettant de l'herbe de mille-feuille dans les narines. L'odorat usé se rétablit en respirant de la menthe.

MAUX D'OREILLES.

Quelques gouttes de miel rosat mêlées d'un peu de vinaigre injectées dans l'oreille en arrêtent presque immédiatement la douleur. Le jus de houblon et de rue produit les mêmes effets.

L'instillation dans l'oreille de l'eau où l'on aura fait bouillir du blanc de poireau et des vers de terre, jusqu'à la réduction d'un tiers, guérit les ulcères des oreilles. Les vers en sont chassés avec le jus de la première écorce de jeune noyer ou celui des noix vertes; le lait de figuier, d'absinthe, de centaurée on arrête le tintement ; le bourdonnement est détruit en mettant le matin et le soir dans l'oreille du coton trempé dans l'huile de coloquinte.

SURDITÉ.

La surdité la plus ancienne, contre laquelle on ne trouve aucun remède, ne résiste pas au traitement suivant : on fait bouillir dans du vin blanc, jusqu'à la réduction d'un tiers, une poignée de chacune de ces plantes : sauge, menthe, hysope, romarin, armoise, camomille, mille-feuille, herbe saint Jean, aluine, aurone et centaurée. Après avoir reçu la vapeur de ces plantes réunies, dans l'oreille, avec un entonnoir, on y instillera l'huile de la composition ci-après : 60 grammes d'huile d'olive vieille, 30 grammes de chacune des huiles de poireau et d'amandes douces; 45 grammes de jus de rue, autant de malvoisie : on mettra ensuite toutes ces matières dans une bouteille exposée à un feu doux pour les faire bouillir jusqu'à la diminution de moitié; on y ajoutera du spica-nardi, coloquinte, castoréum, mastic, le tout en poudre, 45 grammes de chaque espèce et après avoir bouché la bouteille, on la fera bouillir pendant trois heures dans un vase plein d'eau au bain-marie, puis on l'exposera au soleil pour faire éclaircir cette composition que l'on passera ensuite dans un linge bien fin : on y ajoutera 50 milligrammes de musc. En ayant soin de tenir cette composition bien bouchée on pourra la garder longtemps pour s'en servir au besoin.

ULCÈRES DE LA BOUCHE.

On guérit les ulcères de la bouche avec une décoction de piloselle, de consoude et de verge d'or, ou du vin dans lequel on aura fait bouillir de la girofle et de l'anis, ou encore avec de l'eau distillée de scolopendre.

MAUVAISE HALEINE.

Quelle que soit la cause de la mauvaise haleine, elle se guérit en tenant à la bouche une pilule composée de 30 grammes de tragacanthe, 8 grammes de sang-de-dragon infusés pendant deux jours dans de l'eau de rose. On met cette composition dans un mortier avec 25 grammes de sucre, 12 grammes de canelle, 20 grammes d'amidon, 120 milligrammes de musc; le tout dissous en eau de rose. On la laisse sécher après l'avoir triturée et on en compose des pilules.

Pour entretenir l'haleine ordinaire toujours douce, fraîche et suave, il suffira de se laver la bouche le matin avec de l'eau de cannelle et mâcher quelquefois de la racine d'iris de Florence ou d'angélique.

MAUVAISE HALEINE PROVENANT DES ALIMENTS.

L'haleine mauvaise provenant des aulx, ognons, échalottes, poireaux, etc., disparaît en mâchant des feuilles de rue, de fenouil ou de persil.

MAUX DE DENTS.

Les dents sont l'une des parties les plus essentielles de notre organisation, en même temps qu'elles en sont l'un des plus beaux ornements. Nous avons donc le plus grand intérêt à les conserver.

Si le mal de dents vient *de froid* on se gargarisera la bouche avec la décoction d'absinthe faite dans du fort vinaigre; ou avec celle des feuilles de lierre, ou de sauge, ou de marjolaine, ou de lavande dans du bon vin rouge : s'il vient de *causes chaudes* on se gargarisera avec la décoction de pavot, de jusquiame et de mandragore, ou avec la décoction de la seule racine de jusquiame faite dans du vinaigre et de l'eau de rose; ou encore du vinaigre dans lequel on aura fait bouillir du camphre.

Et quelle que soit la cause de la douleur, on l'apaisera instantanément avec l'huile de la graine de jusquiame que l'on composera soi-même de cette manière : on arrose la graine avec de l'eau-de-vie, puis on la met dans une fiole de verre hermétiquement fermée; on la fait bouillir au bain-marie durant 24 heures: on la passe ensuite dans un linge, avant qu'elle soit refroidie, pour en extraire l'huile.

La racine de mille-feuille ou d'aigremoine apaise aussi les douleurs de dents.

CONSERVATION DES DENTS.

Pour nettoyer et conserver les dents on les frottera avec les poudres de myrrhe, de cannelle, d'alun cuit, et de pierre ponce brûlée, mêlées ensemble par égale portion.

OPIAT POUR BLANCHIR ET AFFERMIR LES DENTS.

On prendra 60 grammes de pain de blé, corail rouge et blanc, corne de cerf, de chacun 15 grammes, alun 2 grammes, pariétaire, capilli Veneris, de chacun une poignée, cinq coquilles d'œufs, mettre le tout au four avec le pain, dans un vase de terre, pour le réduire en poudre. On ajoutera par 125 grammes, 8 grammes de cannelle, clous de girofle et noix muscade de chacun 4 grammes, spicenard, calament aromatique de chacun 2 grammes, miel rosat suffisamment pour incorporer le tout mis en poudre, auquel on ajoutera 30 grammes de vinaigre de roses. Après s'être servi de cet opiat on se lavera la bouche avec du vin.

EAU POUR BLANCHIR LES DENTS.

On prendra de l'eau commune et de l'eau de rose de chacune 135 grammes, 8 grammes d'alun de glace brûlé réduit en poudre, 2 grammes de cannelle, mettre le tout dans une fiole de verre que l'on exposera à la chaleur du foyer pour la faire bouillir jusqu'à consomption du tiers, puis on passera le tout dans un linge fin; on possédera la meilleure eau dentifrice qu'il soit possible d'imaginer.

Les dents agacées et acidulées seront guèries en se les frottant avec du sel et de la sauge et se lavant ensuite la bouche avec du vin.

LÈVRES GERCÉES.

Après s'être lavé les lèvres avec l'eau de plantin où aura bouilli un peu d'alun ou d'orge, on appliquera de la pommade composée de tutie et d'huile de jaunes d'œufs.

ESQUINANCIE.

On se guérit de l'esquinancie ou autres inflammations du gosier en se gargarisant avec de leau de velvote, distillée au bain-marie, ou avec la décoction de son de froment. Après l'avoir passée dans un linge, on y ajoutera du vinaigre et du miel; on fera bouillir de nouveau, on écumera et on pourra en faire usage. Un gargarisme de menthe sauvage, de rue et de coriandre mêlées avec du lait, est aussi un souverain remède.

MAL DE POITRINE.

L'enrouement disparaît presque aussitôt après avoir pris, en se couchant, une demi-bouteille de vin réduite à 60 grammes, dans laquelle auront bouilli pendant deux heures des figues, des raisins de Damas, du sucre candi, de la cannelle et du clou de girofle.

TOUX.

La toux la plus opiniâtre ne résiste jamais à

la potion faite de raisin de Damas, de figues, d'hysope, de graines d'anis et de fenouil bouillis dans un litre d'eau réduit au tiers. On en prendra un demi-verre le matin et le soir, deux heures avant le repas.

MAUX DE CŒUR.

Pour guérir les faiblesses de cœur provenant de *causes chaudes*, telles que fièvres et grande chaleur, on boira tous les matins, à jeun, du vin de grenade avec trochisque de camphre 250 grammes. On appliquera ensuite, au côté gauche de la poitrine, un linge imbibé dans l'eau de rose et le vinaigre.

Provenant de *causes froides*, de débilité sans fièvre, on prendra chaque matin, à jeun, une tablette d'électuaire de diamusch; on boira ensuite de l'eau de buglosse avec du bon vin. On appliquera une compresse d'huile de nard sur la région du cœur. On pourra garder à la bouche un morceau de cannelle ou de muscade pour se fortifier.

BATTEMENTS DE CŒUR.

Si les battements de cœur sont accompagnés de fièvre, on prendra tous les matins, à jeun, du sirop de grenade, du jus d'oseille avec de l'eau de rose et du pourpier. On appliquera sur le sein gauche un linge imbibé dans de l'eau de plantin, de rose et d'oseille et parsemé de quelques gouttes de vinaigre. Il est bon aussi de respirer de temps à autre des plantes aromatiques. Si les battements de cœur sont sans fièvre, on prendra simplement, et toujours à jeun, les eaux céleste, impériale, de cannelle et ardente séparément; ou de l'eau de buglosse dans laquelle on fera bouillir 90 grammes de girofle.

MAUX D'ESTOMAC.

Quand le mal d'estomac vient de *causes froides* et indigestes, on prendra, après le repas, 8 grammes de graines de fenouil et d'anis, de la semence de citron, de la cannelle, de la réglisse et de l'ivoire 2 grammes, le tout en poudre, avec du miel rosat.

Quand il vient de *causes chaudes*, qui se reconnaissent par une soif ardente et par le manque d'appétit, on prendra 40 grammes de hiérapicra avec une décoction de pois chiches. Si on éprouve du dégoût pour la nourriture, on purgera l'estomac, on boira ensuite, le matin, la décoction d'absinthe.

ASTHME.

On composera un looch avec des raisins de Damas, après en avoir retiré les pépins, deux figues grasses, une datte, hysope sèche, capilli Veneris ou cheveux de Vénus, réglisse, eau de scabieuse de chacun 4 grammes, poumon de renard bien lavé, 60 grammes de pénides, sirop de réglisse à volonté; on en boira deux heures avant et après le repas. On appliquera ensuite sur la poitrine un cataplasme composé de cire vierge, de 60 grammes d'huile d'amandes douces, 30 grammes de beurre frais et quelques pincées de safran.

CRACHEMENTS DE SANG.

On arrêtera les crachements de sang en prenant de la poudre de corail dans de l'eau distillée de jeunes pousses de chêne; ou de la poudre d'ambre avec la décoction de consoude.

PHTHISIE OU AMAIGRISSEMENT, CONSOMPTION LENTE.

On guérit la phthsie en buvant le matin à jeun, et quatre heures avant le repas, un demi-verre de lait d'ânesse ou de chienne, sortant du pis, en y ajoutant une cuillerée de sucre rosat en poudre.

Ou tous les matins, également à jeun, un verre d'eau distillée au bain-marie, de pas-d'âne, capilli Veneris, grande consoude, hysope, en quantité égale mêlée d'eau d'escargots. Les personnes maigres, sèches, reprendront un état nature d'embonpoint et deviendront pleines de fraîcheur en prenant l'eau d'escargots pure.

La poudre composée de courges, citrouilles, melons, graines de coing, 15 grammes de chaque sorte, 20 grammes de graines de pavot blanc; jus de réglisse, hysope, amidon, gomme arabique, diagrède, de chacun 6 grammes et 65 grammes de pénides, le tout bien pulvérisé et mélangé. On en prendra 8 grammes tous les matins à jeun, puis un moment après deux cuillerées de sirop de jujubes.

MAUX DE COTÉ.

On appliquera sur la douleur un cataplasme bien chaud fait de feuilles d'ortie, de poudre de graines de genièvre et de poivre avec de l'huile de lin.

On guérit promptement aussi le mal de côté en prenant tous les matins un demi-verre d'eau de sauge, armoise, menthe, aluine, verveine, tanaisie, bouillon blanc, autant de chaque espèce, distillée au bain-marie.

PLEURÉSIE.

C'est de tous les maux de côté le plus dangereux ; il peut donner la mort si on n'y apporte de prompts et salutaires secours.

Pour appliquer les remèdes avec succès il faut connaître le mal. Nous allons indiquer les symptômes au moyen desquels on ne peut pas se tromper. La pleurésie se déclare par une fièvre ardente accompagnée d'une forte toux et d'une extrême difficulté de respirer. La douleur se fait sentir intérieurement : ce sont les humeurs colériques mêlées au sang qui donnent naissance aux apostumes appelées pleurésie.

On prendra 90 grammes d'eau distillée de chardon bénit, une cuillerée de bon vin blanc, 6 germes d'œufs bien frais, 150 grammes de coquilles de noisettes avelines en poudre, 90 milligrammes de corail rouge, également pulvérisé; on mêlera le tout et on boira tiède ; ou un demi-verre tous les matins de tisane de fleurs de genêts, de scabieuse et de chardon bénit mis ensemble.

On appliquera soir et matin sur le côté malade un cataplasme d'huile de genêts et de camomille.

AUTRE MOYEN.

On creusera une pomme qu'on remplira d'encens fin; on la bouchera avec le morceau enlevé, puis on la liera et on la fera cuire sous la cendre : on la mangera et en très-peu de temps l'apostume crèvera et le malade sera guéri. On le provoquera alors à cracher pour dégager le poumon, en lui donnant à boire une décoction de fleurs de pavot avec de l'eau de scabieuse, de pimprenelle et du sirop d'hysope, si la *fièvre est modérée*, et du violat si elle n'est pas *abattue*.

VOMISSEMENTS.

On arrêtera les vomissements qui tiennent de la débilité de l'estomac en prenant du sirop rosat et de coing; et contre les maux d'estomac, quelle que soit leur cause, en buvant à jeun une cuillerée de sirop composé de la manière suivante : on mettra tremper pendant six jours 30 grammes de cannelle en poudre et 125 grammes de sucre, dans une demi-bouteille d'eau de rose à laquelle on aura ajouté un demi-verre d'eau-de-vie.

MAUX DE VENTRE.

Contre les coliques provenant de chaleur et d'inflammation, on prendra à jeun de l'eau d'endive, de pourpier, d'oseille, de laitue et de houblon, et ensuite des lavements à la guimauve.

Contre les coliques provenant de flegme qui refroidit le foie, on prendra pendant trois ou quatre matins, à jeun, du sirop d'oxymel diurétique (mélange de miel et de vinaigre), une décoction d'ache ou céleri sauvage et de persil; puis une médecine pour purger le flegme, qui sera composée de 15 grammes de diaphenix détrempé dans 125 grammes de la décoction de racine d'ache, de persil et de fenouil : prendre tiède.

Quand la douleur de l'opilation du foie occasionne le mal d'estomac, on la traite par les remèdes laxatifs; si elle vient avec les douleurs de dos et de reins on la traite par les apéritifs, tels que sirop de capilli Veneris et de fumeterre.

GONFLEMENT DE LA RATE.

La douleur au côté gauche après le repas et le caractère triste indiquent l'opilation de la rate. On prendra du sirop d'endive et de scolopendre; puis une purgation composée de 15 grammes de suc de rose et 90 grammes de la décoction de racines de coparis. On appliquera ensuite un cataplasme sur la rate, fait avec de la morelle, de la semence de pourpier et de la poudre de plantin, mêlés ensemble et arrosés de vinaigre.

JAUNISSE.

Les différentes maladies du foie et de la rate donnent naissance à trois sortes de jaunisses : la citrine ou jaune, la verte et la noire; cette dernière vient de la rate et les deux autres du foie.

Pour les jaunisses jaunes et vertes, on boira le matin du sirop de violes avec de l'eau de morelle; puis une purgation comme il est indiqué plus haut (Gonflement de la rate). On prendra, en outre, tous les matins une tablette de l'électuaire des trois sandal, en buvant un peu d'eau d'endive et de chicorée.

Quant à la jaunisse noire, indépendamment des sirops et purgation indiqués, on appliquera soir et matin, pendant plusieurs jours, une ventouse sans incision au côté sur la rate; puis un feutre ou étoffe de laine imbibé de bon vinaigre, en ayant soin de le réchauffer chaque fois que le besoin l'exigera. Ensuite on oindra le côté quatre ou cinq jours consécutifs avec de l'onguent dialthée ou mucilage de guimauve On portera pendant le même temps un emplâtre d'ammoniac dissous dans le vinaigre.

COLIQUE.

On calme la colique en buvant un demi-verre de scabieuse avec de la thériaque, puis en prenant un lavement de la décoction de mauves, bettes, violes, anis, miel et huile d'olive. On appliquera sur le ventre un cataplasme des herbes qui ont servi à faire le lavement.

Quand la colique est occasionnée par des vents circulant partout en causant de grandes douleurs, on prendra un lavement de bettes et de mauves, une bonne poignée de chacune, marjolaine, laurier, rue et camomille, une petite poignée de chacune, anis et commin 30 grammes de chacun : on y ajoutera 15 grammes de thériaque, 90 grammes d'huile de rue et de camomille ; ou, ce qui est beaucoup plus simple et souverain contre toute espèce de colique, un lavement avec 300 grammes d'huile de graine de lin. Une décoction de camomille prise le matin à jeun guérit aussi la colique venteuse.

DOULEURS DE REINS.

Les douleurs des reins proviennent souvent de la pierre et de la gravelle. On le reconnaît quand l'urine est blanche au commencement, qu'elle s'épaissit ensuite et qu'elle dépose au fond du vase une matière bourbeuse rougeâtre semblable à un sable fin. Pour faciliter le traitement on commencera par boire 30 grammes de casse une heure avant le repas; s'il y a constipation on prendra un lavement de cette eau et de la composition suivante : 60 grammes de racines de guimauve, feuilles de la même plante et de mauves, violes, bettes, fleurs de camomille et de mélilot, de chacune une poignée; la décoction de 15 grammes de graine d'ognon et d'anis dans un quart de litre d'eau; à laquelle on ajoutera 30 grammes de casse et de sucre, 60 grammes d'huile violat et 30 grammes d'huile de lis; ou simplement l'huile de cristal prise par petites quantités avec du vin blanc : l'efficacité de ce remède est généralement reconnue.

COLIQUE GRAVELEUSE.

On apaisera instantanément la colique graveleuse en buvant tiède la décoction de fleurs de camomille faite en égale quantité d'eau et de vin.

DIFFICULTÉS D'URINER.

On guérira les rétentions d'urine en prenant le matin à jeun de la tisane de chiendent dans laquelle on aura fait dissoudre du fruit de coqueret; ou tout bonnement une décoction de racine de rave dans du vin blanc.

ÉCHAUFFEMENT D'URINE.

On prendra 4 grammes d'os de sèche en poudre et une once de casse; on appliquera ensuite sur les reins un cataplasme de casse fricassée dans le vinaigre.

DYSSENTERIE.

Dès le commencement on prendra des lavements au lait dans lequels on délayera deux jaunes d'œufs. Comme il est bon de laisser partir l'humeur pendant les premiers jours, les lavements lénitifs sont très-salutaires : on en prendra trois ou quatre par jour afin de calmer l'irritation, tout en provoquant l'écoulement des humeurs. Ensuite on se purgera avec une potion ainsi composée : 4 grammes de rhubarbe qu'on aura fait infuser dans la décoction de buglosse, de chicorée, d'endive, de bourrache et de fleurs de romarin, à laquelle on ajoutera 48 grammes de rhubarbe grillée et pulvérisée.

Si le sang n'était pas arrêté le lendemain, on appliquerait sur la région du foie des cataplasmes d'onguent de nicotiane que l'on composera en passant les feuilles dans une poêle avec du beurre frais.

HYDROPISIE.

Quand l'hydropisie a gagné le ventre et le cœur, il n'y a plus guère de chances de guérison : il faut donc arrêter le mal avant qu'il n'ait porté ses ravages désespérés dans l'organisation.

Avant de nous occuper du traitement nous devons indiquer les moyens de reconnaître la maladie : L'hydropisie est généralement causée par le froid; elle commence d'abord par les pieds, monte aux jambes, de là aux cuisses et au ventre, puis au cœur. Si l'on presse la partie souffrante et enflée avec le doigt et qu'il s'imprime dans la chair et y laisse une trace, c'est un signe évident d'hydropisie.

Dans ce cas on prendra une purgation composée de 4 grammes de graine d'hièble en poudre pour une personne ordinaire et 6 grammes pour une personne forte, dans un demi-verre de vin blanc. On boira la décoction de la feuille et de la racine de la même plante pour chasser l'eau par le bas: les feuilles et les racines du sureau et du cabaret ont la même propriété. On se nourrira de viandes très-rôties, de pain sec et de biscuit comme aliments spongieux et desséchants. On prendra aussi beaucoup d'exercice.

ENFLURES ET DOULEURS DU VENTRE, AUTRES QUE L'HYDROPISIE.

On prendra à jeun pendant neuf jours consécutifs trois cuillerées de la décoction d'absinthe, de menthe et de bon robin, une poignée de chacun; ou simplement 4 grammes de racine de géranium en poudre dans du vin blanc pris matin et soir. On appliquera sur le ventre un cataplasme de fenouil, d'ache, spergule, bouillis pendant une heure en égale quantité d'eau et de vin blanc.

HÉMORROIDES.

Les hémorroïdes sont internes ou externes. Les internes sont plus douloureuses. Pour celles-ci on appliquera un cataplasme de lierre terrestre bouilli dans du vin blanc, après en avoir reçu la vapeur. Pour les internes comme pour externes, un cataplasme de bouillon blanc et de *trifolium hemorroïdale*, triturés ensemble avec du beurre frais.

Contre le flux des hémorroïdes, on prendra 4 grammes de poudre de corail rouge mêlée avec du jus de plantin, ou une application de l'onguent de beurre frais et de poudre de coquilles d'huîtres.

CONTRE LES VERS DES ENFANTS.

La rhubarbe en poudre avec de l'eau de scabieuse donnée aux enfants, même les plus jeunes, au poids de 4 grammes, dans du lait ou avec trois gouttes de miel rosat, fait mourir les vers.

Les enfants tout jeunes sont très sujets aux vomissements; il suffit pour les arrêter de leur appliquer sur l'estomac un emplâtre fait d'un peu de cire vierge étendue sur du cuir avec du mastic ou gomme de lentisque fondu, au milieu. On arrête aussi les vomissements des enfants en leur mettant dans le dos un objet froid et lisse, tels qu'un œuf, une boule en cristal ou en porcelaine.

Fièvres.

FIÈVRE CONTINUE.

Pour couper la fièvre continue, il suffira de prendre pendant l'accès 125 grammes d'eau dans laquelle auront bouilli des pousses de chêne, ou autant de scabieuse, ou de chardon bénit, ou un demi-verre de jus de petite oseille.

FIÈVRE QUOTIDIENNE.

Pour chasser cette fièvre, on prendra tous les

jours, un peu avant l'accès, trois quarts de verre de jus de bétoine et de plantin, mêlés ensemble, ou on s'enveloppera les poignets d'un cataplasme chaud de quinte-feuille bouillie.

FIÈVRE TIERCE.

On arrêtera la fièvre tierce en prenant, au moment de l'accès, un verre de vin blanc dans lequel aura infusé, pendant dix heures, la seconde écorce de jeune noyer.

FIÈVRE QUARTE.

Cette fièvre est difficile à chasser, car elle résiste à bien des remèdes; mais elle cédera promptement à ceux que nous indiquons ici.

On prendra 4 grammes de graine d'hièble en poudre infusée durant une heure dans un demi-verre de vin blanc, pour les personnes ordinaires, et 6 grammes pour les personnes fortes; pour les enfants 2 grammes suffisent. On mangera peu pour ne pas nourrir la fièvre et on s'abstiendra de vin, à moins que ce ne soit une fièvre froide.

CONTRE LA PESTE.

On portera un sachet de parfums composé de musc, d'ambre gris, de civette, de florax, et d'iris on aspirera du miel rosat et on s'en lavera la face.

On portera efficacement au médium de la main gauche, comme correspondant au cœur, un anneau de rubis, d'émeraude, de saphir ou de grenat.

Les pilules de myrthe et d'aloès prises par 2 grammes, de deux en deux jours, préservent aussi de la peste.

L'antiquité nous a légué un remède des plus simples, inventé par Mithridate, comme un souverain préservatif contre la peste : il se compose avec une figue grasse, une noix sèche et de cinq feuilles du rue mêlées ensemble; on en forme des pilules que l'on prend une à une tous les deux jours.

L'usage des eaux d'oseille, de chardon bénit, de noix verte, empêche la contagion et le germe de gagner le cœur.

L'eau composée de chardon bénit, pimprenelle, scabieuse, gentiane, souchet, par égale portion; fleurs de buglosse, roses rouges, et oseille, et morsus diaboli, le double des précédentes. On mettra le tout à infuser pendant douze heures dans du vin blanc et de l'eau de rose, puis on y ajoutera 15 grammes de bolarmène pour chaque 500 grammes d'herbe; ensuite on distillera au bain-marie, et on mettra 15 grammes par litre de sandal, citrin en poudre et 4 grammes de safran; on l'exposera un mois au soleil dans une fiole bien bouchée. On en prendra un demi-verre au besoin. Cette eau est souveraine comme préservatif et comme guérison. Aussi est-elle appelée avec raison : *Eau par excellence contre la peste.*

La racine d'enula campana et d'angélique de la grosseur d'un pois, trempée en hiver dans du vin et l'été dans l'eau de rose, tenue à la bouche, préserve également de la contagion.

La poudre de myrrhe, cannelle fine, aloès, citrin, 12 grammes de chacun, clous de girofle, mastic, bolarmène, bois d'aloès, 8 grammes de chacun, infusée dans du vin blanc, au poids de 10 grammes et prise à jeun, a la même efficacité.

La décoction en vin blanc de la pousse de ginette sauvage, prise par verrées de six heures en six heures, et un demi-verre de jus de souci avec de l'eau chaude, guérit des atteintes de la peste. On doit se coucher bien chaudement.

LA GOUTTE.

La grande difficulté de guérir ce mal a sans doute donné lieu à ce vieux proverbe :

A celui qu'a la goutte
Le médecin n'y voit goutte.

Quoi qu'il en soit, nous espérons cependant qu'aucune goutte ne résistera à l'application d'un emplâtre composé de six grenouilles vivantes, huile de camomille, d'aneth, de spica nardi, de lis, de chacun 60 grammes, huile de safran 30 grammes, saindoux frais 500 grammes, graisse de veau 250 grammes, euphorbe 20 grammes, encens 40 grammes, huile laurin 45 grammes, graisse de vipère 60 grammes, vers de terre lavés dans du vin 105 grammes, suc de la racine du petit sureau 375 grammes, enula campana 60 grammes, fleurs de chenant, stecados, matricaire, une poignée de chaque espèce, un litre de vin odorant, faire bouillir le tout jusqu'à ce que le vin soit usé ; on passera ensuite et on ajoutera 500 grammes de litharge d'or, 60 grammes de térébenthine claire, cire blanche ce qui sera nécessaire, storax liquide 45 grammes. Appliquer chaud sur la partie malade.

PURGATION PAR LES PILULES.

Les pilules d'aloès et de myrrhe infusées dans le vin de capilli Veneris sont très-salutaires, même pour les rhumes, l'estomac, la vue, l'ouïe, prises une fois par semaine.

PURGATION PAR L'HUILE D'HIÈBLE.

On récoltera la graine d'hièble en parfaite maturité ; on la lavera dans le vin blanc, puis on la mettra sécher à l'ombre pour pouvoir la garder jusqu'à la nouvelle récolte et s'en servir au besoin.

Quand on voudra en tirer l'huile, on la mettra en poudre et on la fera bouillir dans l'eau pendant 8 heures ; on ajoutera de l'eau chaude au fur et à mesure qu'elle se consumera. Il se formera une écume que l'on mettra en bouteille bien bouchée, laquelle sera enfouie pendant dix jours dans du fumier frais de cheval, à la chaleur duquel cette écume se distillera. Au bout de ce temps le résidu de l'écume tombera au fond du vase et l'huile surnagera. On la passera pour l'épurer, et après on pourra la conserver dans une bouteille hermétiquement bouchée. Une demi-cuillerée de cette huile suffit pour purger même les constitutions les plus difficiles et les plus robustes, prise le matin dans du bouillon, une heure avant de manger. Cette huile a la vertu éprouvée de guérir les douleurs des membres au seul frottement, soit avec la main, soit avec un linge de laine douce.

DOULEURS DES MEMBRES.

On calmera les douleurs des membres en les frictionnant avec du beurre frais et de l'eau-de-vie.

Les fortes douleurs disparaissent par la friction de la pommade suivante : poix noire, cire neuve, 30 grammes de chacune, beurre frais 250 grammes; faire fondre dans un vase, et quand le tout bouillira on ajoutera de la persine concassée ; puis on appliquera le cataplasme sur la douleur.

MEURTRISSURES ET DOULEURS DES JOINTURES VENANT DE FRACTURES.

On appliquera un cataplasme de bouillie de farine de fèves faite avec du vinaigre, ou de jus d'aloès avec du miel.

Les marques de meurtrissures s'effaceront en appliquant dessus un emplâtre de raifort avec du miel.

La racine de chanvre pilée avec l'huile de camomille résout les tumeurs.

La feuille de consoude moyenne avec l'huile de mille-pertuis fait fondre le sang extravasé.

PLAIES.

Les feuilles vertes pilées de nicotiane ou tabac, appliquées sur toutes sortes de plaies, les cicatrisent promptement. A défaut de vertes, on les emploiera sèches et en poudre avec quelques gouttes d'huile d'olive pour en former un onguent.

L'eau composée de la manière suivante est aussi très-salutaire. On mettra un morceau de chaux vive dans un vase de terre contenant deux litres; au bout de deux jours on la remuera pour la mêler; on la laissera ensuite reposer pendant deux jours; on la tirera à clair pour la déposer dans un vase de cuivre; on y jettera la grosseur d'une noix de camphre concassé. On agitera la bouteille quatre différentes fois, la laissant reposer une heure après chaque fois. Elle restera dans le vase de cuivre jusqu'à ce qu'elle devienne bleue, puis on la transvasera dans une bouteille pour s'en servir au besoin.

Cette eau guérit également les maux d'yeux en y ajoutant un tiers d'eau de rose.

TUMEURS, FURONCLES OU CLOUS.

La seule huile de lis arrête le furoncle dans son accroissement. S'il est formé, un cataplasme de saindoux, de farine de blé, un jaune d'œuf et du miel, appliqué chaud le fait très-vite aboutir; la fiente de brebis détrempée dans le vinaigre produit le même effet.

BRULURES.

Il convient avant tout d'éteindre le feu de la brûlure; on l'oindra, à cet effet, d'huile d'olive saupoudrée de farine. L'application de jaunes d'œufs cuits et détrempés est souveraine pour retirer la douleur de la brûlure, quelle qu'en soit la cause; et pour empêcher les marques de paraître, on la lavera souvent avec l'eau de plantin dans laquelle on fera fondre un peu d'alun; pour les effacer si elles existent, on appliquera des racines de pain-de-pourceau pilées avec celles de la joubarbe, puis on lavera souvent avec l'eau ardente.

TEIGNE.

Pour guérir la teigne des enfants on appliquera tout simplement sur la tête, soir et matin, un cataplasme de graines de genièvre cuites dans du vinaigre et du miel.

Il y a deux sortes de teigne maligne : *la sèche* et *l'humide*. Pour guérir la teigne sèche, on prendra de la fumeterre, de la patience et des racines de mauves, que le tout forme quatre poignées; des fleurs de camomille et de mélilot, deux poignées de chacune; de la graine de lin, des fèves et du lupin, de chacun 125 grammes. On fera bouillir le tout dans de l'eau de sarment de vigne et de bois de figuier, puis on lavera la tête deux fois par jour. On la frottera ensuite avec l'onguent fait d'huile d'œuf, d'huile de lin 45 grammes, huile de mastic et de laurin 15 grammes, graisse de porc et de veau, de chacune 90 grammes, térébenthine claire 30 grammes; feuilles de plantin, d'olivier sauvage, de fumeterre, de patience, de queue-de-cheval, de chacune une poignée, une grenade aigre, une demi-poignée de lierre; presser dans un linge pour extraire le jus auquel on ajoutera de la litharge d'argent et de céruse, de chacune 30 grammes, autant d'alun de roche brûlé, argent vif éteint avec la salive, de la cire vierge suffisamment pour former l'onguent duquel on pourra se servir en tous temps.

Pour guérir la teigne humide on lavera la tête avec l'eau dans laquelle on aura fait fondre de l'alun de roche; puis on appliquera un cataplasme d'onguent composé de fleurs d'éclaire, alun de roche, miel et vinaigre, de chacun 60 grammes, arsenic 4 grammes et 8 grammes de sublimé, le tout en poudre et bouilli jusqu'à sa consistance en onguent. Aucune teigne ne résiste à ce traitement.

GRATTELLE.

On se lavera les mains avec la décoction de feuilles de noyer, d'aurone et d'aluine faite dans le vinaigre; puis on se frictionnera tout le corps avec la composition suivante : 120 grammes de farine de lupin, 60 grammes de soufre en poudre que l'on délayera dans du vinaigre.

GALE.

Pour guérir la gale on se lavera d'abord avec de l'eau où l'on aura fait fondre du sel, du soufre et de l'alun.

On fera bouillir ensuite jusqu'à la consistance d'onguent, du jus d'aigremoine, de scabieuse et de fumeterre en égale quantité ; on y ajoutera de la moelle de pourceau en quantité suffisante et de la poudre de staphisaigre ou herbe aux poux et un peu de céruse.

DARTRES BÉNIGNES.

On prendra pour les guérir un onguent fait d'encens, d'huile rosat et de vinaigre.

DARTRES MALIGNES.

On les guérira avec un onguent composé de 4 grammes de graine d'ortie, 2 grammes de camphre et 60 grammes de beurre frais.

CORS, ŒILS-DE-PERDRIX, OGNONS ET DURILLONS.

On coupera les cors autant qu'il sera possible, puis on y appliquera un emplâtre composé de cire gommée, rouge et verte, qui aura trempé 24 heures dans du fort vinaigre rosat, ou simplement du fiel de vache, ou des feuilles de rue ou de vermiculaire pilées, ou des racines, également pilées, de grande éclaire.

CHUTE DES CHEVEUX.

Pour empêcher les cheveux de tomber on les

frottera d'un onguent composé de noix de galle, myrrhe, mastic, encens, 60 grammes de chacun, laudanum, 90 grammes, mêlés avec l'huile rosat.

POUR FAIRE CROITRE LES CHEVEUX.

Après avoir rasé la partie dégarnie de la tête, on la frottera avec la décoction de roses, lierre, balaustes ou grenades sauvages, feuilles de saule, alun de roche, bouillis ensemble dans de l'eau de citerne; puis on fera dissoudre dans cette décoction tiède de l'encens et du corail blanc pulvérisés.

POUR FAIRE TOMBER LE POIL.

On prendra des larmes de vigne avec de l'huile commune. On obtiendra le même résultat avec des œufs de fourmis, du sang de grenouille et de la rouille de fer mis en onguent avec la salive étant à jeun.

EMPÊCHER QUE LE POIL NE REPOUSSE.

On frottera la partie dégarnie et pelée avec l'onguent fait de corne de vache pulvérisée, pavot noir, 90 grammes de chacun, et un kilogr. de sang de vache ; le tout distillé.

POUR EFFACER LES MARQUES DE LA PETITE VÉROLE.

Les eaux distillées d'escargots rouges, ou de blancs d'œufs, ou de fleurs de fèves, ou de racines de grande serpentaire, séparément ou mélangées, effacent les taches de la petite vérole.

Les cendres de tartre et de myrrhe en font disparaître les cicatrices et les taches noires.

BLANCHIR LA PEAU ET CONSERVER LA FRAICHEUR DU TEINT.

On prend dix blancs d'œufs, un kilogr. de son, du fort vinaigre en quantité suffisante pour délayer le tout, et distiller au bain-marie.

Ou cette composition : 500 grammes de mie de pain blanc, 250 grammes de fleurs de fèves ; fleurs de roses, de nénuphar et de lis, de chacune 500 grammes, fleurs de sureau 250 grammes, quatre blancs d'œufs, un kilogr. 1/2 de lait de chèvre, 250 grammes de fort vinaigre : distiller au bain-marie et se laver la figure soir et matin.

BLANCHIR LES MAINS.

Prenez un melon du poids de 3 kilogr. et six œufs : faites distiller au bain-marie. Cette eau est aussi employée avec grand succès pour le visage.

FAIRE PASSER LES VERRUES.

Le jus des feuilles de grande serpentaire les efface. La chicorée verruraire les fait disparaître miraculeusement. Le jus des feuilles ou des fleurs de bouillon blanc produit le même effet.

MALADIES DES BESTIAUX.

Leurs traitements par les plantes.

MALADIES DES BŒUFS.

Les maladies des animaux, comme celles de l'homme, naissent de différentes causes, telles que l'excès de travail, ou le travail dans des moments inopportuns; de boire trop froid quand ils ont chaud, ou des eaux croupies, sales et insalubres; de les faire coucher dans des lieux humides et mal aérés; sur des litières mal propres, imprégnées d'odeurs fétides, d'où s'échappent des gaz qui renferment des germes pestilentiels; ou enfin de piqûres venimeuses et de mille autres causes.

Il est facile au cultivateur qui suit ses bestiaux d'un œil attentif, de découvrir la cause du mal : il peut alors appliquer les remèdes avec efficacité.

LASSITUDE.

Si l'on ne fait pas reposer à temps l'animal fatigué on l'expose à des maladies qui peuvent quelquefois devenir très-graves. Pour les prévenir on le laisse à l'étable où l'on entretient une température douce ; évitez les courants d'air et les transitions de chaud et de froid. Calfeutrez les ouvertures pendant les froides nuits d'hiver. Si c'est dans la belle saison, conduisez-le dans les herbages. Lavez-lui la bouche et la langue avec du vin salé : donnez-lui ensuite des eaux blanches mêlées de vesces pilées ; étrillez-le, et bouchonnez-le avec soin ; lavez-lui les pieds. Ces petits soins, qui au premier abord semblent insignifiants, suffisent cependant pour éviter souvent une sérieuse maladie.

ÉCORCHURES.

On guérit les écorchures en appliquant dessus un emplâtre de moelle de bœuf, de graisse de porc et de bouc, en égale proportion.

ENFLURES.

On guérit les enflures du chenon en le frottant trois ou quatre fois par jour avec un onguent composé de racines d'aunée bien cuites, pilées avec les graisses de porc, de mouton et de bouc, du miel vierge, de la cire neuve et de l'encens.

L'enflure du pied se guérit en l'enveloppant de feuilles de sureau pilées avec du saindoux. S'il y a meurtrissure, on y mettra un emplâtre fait de miel, de son et de saindoux bouillis dans du vin blanc : s'il est blessé par le soc, on y appliquera des mille-feuille bouillies : si c'est un nerf foulé, on bassinera les jambes avec de l'huile dans laquelle on aura fait bouillir du sel. Si l'enflure est au genou, on la frottera avec une décoction de graine de lin et de millet faite en du vinaigre ; si elle provient de froid, on frottera fortement la place avec de l'urine de bœuf chauffée; si elle vient d'abondance de sang au paturon, on fera une incision sur la peau, puis on guérira les plaies avec du beurre salé et de la graisse de chèvre.

S'il y a dislocation ou fracture des membres,

les remèdes sont employés en pure perte ; car, en admettant qu'il y aurait guérison, le membre fracturé n'acquerrait jamais assez de force pour soutenir les rudes travaux auxquels le bœuf est destiné. Si ce n'est que la chute de l'ongle du pied, on l'enveloppera pendant une quinzaine de jours avec l'onguent fait de 32 grammes de térébenthine, 32 grammes de miel et 32 grammes de cire neuve. Après ce temps, on lavera la plaie avec du vin dans lequel on aura fait bouillir du miel.

CORNES ÉBRANLÉES ET ARRACHÉES.

On rendra les cornes aussi solides qu'avant l'accident, en y appliquant chaude une décoction de feuilles de sauge et de lavande dans du vin : on oindra ensuite le sommet de la tête pendant cinq ou six jours d'un onguent fait de cumin pilé, de bolarmène, de miel et de térébenthine.

MAUX DE TÊTE.

Le mal de tête se reconnaît à la matière que

le bœuf jette en abondance par les yeux, la bouche et les naseaux : il a les faces enflées et plus chaudes que d'habitude. Cet animal ordinairement si paisible exprime par son impatience qu'il est atteint de ce mal. On le guérira en lui faisant aspirer par les narines du vin dans lequel on aura fait tremper de l'ail pilé : on lui bassinera ensuite la tête avec une décoction dans du vin, de feuilles de marjolaine, de lavande, de rue, de laurier et de noyer.

MAUX DE L'ŒIL.

On guérira les maux des yeux en y instillant un collyre fait avec 63 grammes d'encens fin, 63 grammes de safran et 32 grammes de myrrhe : le tout pulvérisé et dissous dans de l'eau de pluie ou de citerne ; ou avec du jus de racines et de tiges de pavot sauvage délayé avec du miel.

On fond la taie avec l'onguent fait de sel ammoniac et de miel.

Pour éclaircir l'œil trouble, on y soufflera de la poudre de sucre candi, de canne et d'os de sèche.

MAUX DE LA BOUCHE. — ENFLURE DE LA BOUCHE.

L'enflure de la bouche et du palais vient souvent d'un amas de sang corrompu qui s'y forme : il faut remédier sans délai à ce mal à cause de sa gravité et des suites fâcheuses qui pourraient en résulter s'il n'était pris assez à temps. Il suffira de percer l'enflure avec un instrument quelconque.

TUMEURS DE LA LANGUE.

On agira de même pour guérir les tumeurs de la langue qui la font enfler; ensuite on la frottera avec de l'huile et du sel et on obtiendra une prompte guérison.

ULCÈRES DE LA LANGUE.

Les ulcères de la langue seront consolidés par l'onguent fait d'alun de roche, d'aloès et de miel rosat : on la lavera ensuite avec du vin tiède dans lequel on aura fait bouillir de la sauge.

LA COLIQUE OU TRANCHÉE.

Lorsque les bœufs sont atteints de cette maladie, ils refusent de manger, ils se tourmentent, s'agittent sans cesse, se vautrent, suent et gémissent.

On ne devra rien négliger pour leur apporter de prompts et efficaces remèdes, lorsqu'on s'apercevra qu'ils seront pris de la colique qui est quelquefois si violente qu'elle peut les tuer en très-peu de temps.

C'est surtout au printemps qu'ils sont le plus exposés à cette maladie, à cause de la lassitude, de l'abondance et des mouvements du sang.

Aussitôt que ces symptômes se manifesteront, on s'empressera de faire une incision à la peau sur les épaules et au-dessous de la queue ; on coupera aussi, mais jusqu'au sang seulement, le bout des oreilles et l'animal sera sauvé.

On lui frottera néanmoins le ventre fortement pour lui amollir la peau et rétablir la libre circulation du sang ; on le promènera ensuite le plus longtemps possible, en lui présentant de temps à autre à manger ; mais on se gardera bien de lui donner du sel, comme plusieurs personnes ont l'habitude de le faire, car il est tout à fait contraire à cette maladie.

MORFONDURE ET PISSE-SANG.

Quand vous verrez le bœuf se coucher et se relever alternativement et souvent, se tordre et tourner la tête avec douleur, retirez-lui de suite la nourriture et surtout le breuvage, de quelque nature qu'il soit, car s'il buvait il n'y aurait plus alors d'espoir de le sauver.

Ces précautions ayant été prises, on lui donnera le remède suivant : 93 grammes de millet, autant de graine de genièvre en poudre, bouillis dans deux litres de vin blanc : on y ajoutera 30 grammes de thériaque et 62 grammes de safran; ou tout simplement une écuellée et demie d'huile d'olive, six œufs frais, une pleine main de suie du four, le tout battu ensemble. Ensuite on lui liera les oreilles et on les battra avec une verge jusqu'au sang; puis on lui fera prendre un peu de sel et on le promènera.

MAIGREUR.

Si le bœuf devient maigre on le rafraîchit en le frottant plusieurs fois le jour à rebours poil avec de l'huile et du vin mêlés ensemble.

CONTRE L'ENNUI DES MOUCHES

Aucune mouche n'approchera jamais des bœufs ni des vaches si on les frotte avec des feuilles de courge de manière que le poil s'imprègne du jus; on passera ensuite du saindoux avéc la main.

LA GALE.

Pour guérir la gale on frottera le bœuf avec un onguent fait de soufre, d'ail, de sarrette, de noix de galle, de suie, de marrube mêlés ensemble délayés avec du vinaigre; ou avec l'onguent fait de l'urine de l'animal, de la poix-résine fondue dans du vin blanc et du beurre salé.

ENFLURE DES TESTICULES.

On fait disparaître l'enflure des testicules en les bassinant avec du vinaigre dans lequel on aura fait fondre de la craie blanche et infuser de la bouse de vache.

Maladies des chevaux.

LASSITUDE.

La trop grande abondance de sang peut occasionner plusieurs maladies aux chevaux. On reconnaît que le sang les gêne, quand on les voit lourds, paresseux, abattus et se frottant la queue contre tout ce qu'ils rencontrent. Il sera nécessaire alors de leur tirer une quantité de sang proportionnée au degré de fatigue ; c'est-à-dire que plus la lassitude est grande, plus la saignée doit être forte.

MORFONDURE.

On remédie à la morfondure en faisant prendre

au cheval un breuvage composé d'aloès, de sené, de scammonée, de turbith, d'agaric, de galange, de momordique, 15 grammes de chaque espèce; 30 grammes de réglisse, autant de girofle, 20 grammes de safran; le tout en poudre mêlé dans un litre de vin rouge : on y ajoutera 500 grammes d'huile d'olive.

REFROIDISSEMENT.

On donnera un breuvage composé de vin chaud, d'huile d'olive et de miel bien mêlés. Ce remède est très-efficace.

TOUX.

Laver du blé, le faire cuire et sécher, et le broyer ensuite avec du miel : c'est un remède souverain contre la toux.

POUSSE.

On fera prendre une décoction, dans du fort vinaigre, de gingembre, girofle, graine de fenouil, cumin, racine de galange, autant d'une espèce que de l'autre et un peu de safran, le tout en poudre et mêlé avec une demi-douzaine d'œufs.

L'aigremoine donnée comme nourriture ou breuvage opère également la guérison.

MORVE.

On fait aspirer au cheval un parfum composé d'encens, de graines de genièvre, d'orpin, et de soufre, au moyen d'un sac qu'on lui passe à la tête comme si on lui donnait l'avoine.

GOURME.

On lavera le nez avec la décoction chaude de guimauve, de rue, d'aluine ou armoise maritime, feuille de lierre terrestre, graine de lin, ayant longtemps bouilli ensemble. Après cette opération on appliquera un emplâtre de racines de guimauve, d'ognons de lis, de levain de seigle et d'oing vieux : le tout incorporé ensemble; puis on soufflera deux fois par jour aux naseaux de la poudre d'euphorbe et d'ellébore noir mêlées par égale portion pour faire jeter au cheval toute sa gourme. Si le dépôt ne crévait pas seul il faudrait le disposer en le perçant avec la lancette.

GALE, MALANDRE ET GRAPPE.

On guérit en très-peu de temps la gale, la malandre et la grappe en les lavant avec une lessive faite de cendre de sarment de vigne, de cosses de pois, de fiente de poule et d'une partie de chaux vive. On frottera ensuite les endroits malades avec un composé de vert-de-gris, de soufre en poudre, autant de l'un que de l'autre, bouilli dans un demi-litre d'huile d'olive jusqu'à sa consistance en onguent.

COURBES OU ENFLURES AUX JAMBES EN DEDANS DU JARRET.

On guérit les courbes en appliquant dessus un cataplasme de sauge broyée, sel ammoniac, farine folle, délayés dans du vinaigre.

Les enflures des genoux se guérissent par l'application d'un cataplasme de suie de cheminée et un peu de farine détrempées dans de l'huile d'olive.

SUROS OU TUMEUR DURE SUR LA JAMBE.

Les suros se guérissent par l'application d'un emplâtre fait avec un ognon cuit sous la cendre, mêlé avec de la cire fondue et du saindoux.

AVIVES OU GLANDES A LA GORGE.

On reconnaît que le cheval est atteint de cette maladie quand il a les oreilles froides, qu'il refuse la nourriture, qu'il ne veut s'arrêter nulle part, poursuivi par la douleur aiguë qu'il ressent, se couche, se lève et se remue sans cesse avec inquiétude.

On ne saurait trouver un remède trop prompt à cette maladie qui peut le frapper de mort en peu de temps. Le plus sûr est d'arracher les avives avec la lancette, instrument indispensable à toute personne qui a des bestiaux.

FARCIN.

Cette maladie est d'autant plus dangereuse

qu'elle est contagieuse. Il est inutile de dire que l'on doit séparer les chevaux qui en sont atteints, dans la crainte qu'ils ne la communiquent à ceux qui sont sains.

On commencera par couper le poil le plus près possible ; il serait même mieux de le raser, puis l'on frottera la partie malade avec de l'huile de genièvre soir et matin pendant quatre jours : on fera une forte saignée à la veine du cou, et on ne donnera à manger que quatre heures après cette opération. On mêlera à la nourriture, pendant six jours, de la poudre de cumin, de fenugrec, sileris moutani, de chacun 63 grammes, soufre un 1/2-kilogramme 245 grammes, le tout en poudre. Les six jours écoulés, on lui donnera, avec l'avoine, une poignée de racines hachées de bouillon blanc, de valériane et de salsepareille, autant de l'une que de l'autre, mêlées ensemble. Ensuite on alternera, c'est-à-dire qu'aujourd'hui on mêlera à la nourriture les poudres ci-dessus désignées, demain des racines hachées, et ainsi de suite pendant six jours. Durant six autres jours on ne lui donnera que de bon foin et de l'avoine pure. Au bout de ce temps le cheval sera délivré du farcin; alors on pourra reprendre la nourriture habituelle.

ÉTRANGUILLON OU ANGINE INFLAMMATOIRE.

Ce sont des glandes qui se forment sous la langue, qui proviennent de l'humeur du cerveau refroidi. Il suffit de les piquer soir et matin avec la lancette et de frotter souvent toute la gorge avec du beurre frais. On aura soin de couvrir chaudement la tête du cheval et de le tenir à l'étable.

ÉCHAUFFEMENT DE LA BOUCHE ET DE LA LANGUE.

Cette indisposition se guérit en lavant la bouche et la langue trois ou quatre fois avec du fort vinaigre.

VUE TROUBLE.

La vue trouble se guérit en lavant souvent les yeux avec de l'eau de fontaine ou de rivière à laquelle on ajoutera du jus de grande éclaire. On les injectera ensuite une fois par jour du jus pur de cette plante.

BLESSURES AUX YEUX.

La blessure de l'œil se guérit en y appliquant un cataplasme de bétoine et d'aigremoine, pilées ensemble avec deux jaunes d'œufs.

PLAIES AU DOS.

Les plaies du dos seront guéries en les lavant avec du jus de verveine, ou en y appliquant la poudre de cette plante, si on ne peut se la procurer verte; ou en y mettant un cataplasme de la fiente de poule pulvérisée.

ENFLURE AU DOS.

L'enflure au dos se guérit en appliquant dessus de l'argile détrempée avec du vinaigre.

ENFLURE AUX JAMBES.

L'enflure aux jambes disparaîtra vite en la frottant avec du jus de mauves que l'on fera bouillir dans du vinaigre et du miel.

ENFLURE AUX TESTICULES.

Après avoir fait bouillir des fèves pour en retirer l'enveloppe et les attendrir, on y ajoutera du cumin une fois autant que de fèves; on les fera cuire ensuite dans du vinaigre, puis on en fera un cataplasme avec lequel on envelopppera très-chaudement les parties affectées.

LA GALE AUX PATURONS.

Pour guérir la gale aux paturons, on commence par frotter fortement la partie malade avec un bouchon de paille, puis ensuite avec de l'onguent fait d'huile de noix et du soufre en poudre.

ÉCHAUFFEMENT.

On fera prendre 62 grammes d'huile d'olive battue dans un demi-litre de vin rouge; si c'est en hiver, on en mettra 93 grammes.

RÉTENTION D'URINE.

Faire une fomentation de pariétaire, seneçon

et asperges, par égale portion, le tout cuit ensemble et l'appliquer sur les testicules. On les frottera ensuite avec la décoction de pariétaire, de cresson et de racines de poireaux; puis on fera boire au cheval du jus de choux rouges mêlé avec du vin blanc.

CONSTIPATION.

La constipation est une maladie fort dangereuse qui fait enfler le cheval, le rend fourbu et le tue s'il ne reçoit des soins prompts et efficaces.

On en préviendra les effets en lui donnant un lavement fait de la décoction de pariétaire, de mercuriale, d'ursine, de miel et d'huile. On le promènera longtemps et doucement; lui faire boire au retour un demi-litre de vin rouge dans lequel auront infusé de la graine et de la poudre de feuilles de rue sauvage. On continuera ce breuvage pendant trois ou quatre jours.

DYSSENTERIE.

On arrêtera la dyssenterie en faisant prendre un breuvage composé de farine d'amidon et de poudre de noix de galle dans du vin. On frottera le ventre avec de l'huile rosat à laquelle on aura ajouté un peu de sel.

ENCLOUURE.

Le premier soin à prendre pour guérir l'enclouure est de déferrer le cheval ; on remplira le trou du clou avec de la poix et du saindoux fondus. Si ce n'est qu'une piqûre, l'huile bouillante avec du sel suffira. On rattachera ensuite le fer, mais avec deux clous seulement.

RAFFERMIR LA CORNE DU PIED.

Quelquefois la corne du pied du cheval est tendre et sensible ; on la durcira de manière à la rendre propre aux travaux pénibles, en la frottant souvent avec un onguent fait de racines de mauves bien cuites et pilées dans de la farine et du miel.

MOYEN D'ENGRAISSER LES CHEVAUX.

On purgera pendant deux ou trois jours le cheval que l'on voudra engraisser, pour lui retirer l'humeur et lui donner appétit. On le mettra ensuite au vert de luzerne et de sainfoin qui, fraîchement coupés, l'engraisseront en quinze jours. Pendant ce temps on lui donne un repos complet, et on le fait coucher sans litière sur le crottin, sans l'étriller, ce qui lui rend un poil aussi lustré qu'un jeune poulain.

CONTRE L'ENNUI DES MOUCHES.

Aucune mouche n'approchera des chevaux si on les frotte avec des feuilles de courge, de manière que le poil s'imprègne du jus ; on passera ensuite du saindoux avec la main.

Les maladies des mulets et des ânes étant identiques, on leur appliquera les mêmes remèdes et on leur donnera les mêmes soins qu'aux chevaux; seulement on diminuera la dose en raison de la force constitituve de l'animal.

Maladies des bêtes à laine.

DE LA PESTE.

C'est surtout en été et en hiver que les moutons sont plus susceptibles d'être atteints de la peste, maladie d'autant plus dangereuse qu'elle les tue en très-peu de temps si on ne leur apporte de prompts et salutaires secours.

Le premier soin est de séparer ceux qui sont atteints et les changer d'air.

On peut prévenir cette maladie en donnant à boire aux moutons tous les matins pendant quinze jours, au commencement du printemps et de l'automne, de l'eau où l'on aura fait tremper, durant douze heures, de la sauge et du marrube. Ce breuvage sera continué à ceux qui pourraient avoir quelques symptômes; on leur donnera, en outre, du vin et de l'eau mêlés, dans lesquels on ajoutera de la fleur de soufre et du sel.

On ne les ramènera à l'étable désertée que lorsqu'elle aura été parfaitement nettoyée et parfumée de plantes odorantes pour purifier l'air insalubre.

LA GALE.

La gale est une maladie contagieuse comme la peste; il suffit d'une seule brebis galeuse pour empoisonner tout le troupeau.

Cette maladie se déclare au dos et affaiblit

tellement les moutons par la maigreur qu'elle leur cause, qu'ils meurent en langueur. Le premier soin sera de les séparer de ceux qui ne seront pas atteints.

On les préservera de ce mal en les lavant, après les avoir tondus, avec de l'eau où l'on aura fait tremper pendant douze heures de la sauge et du marrube.

Lorsque la peau sera sèche on les frottera avec la pommade faite de saindoux et de soufre en poudre. S'ils sont atteints, on les guérira en les lavant avec une décoction de lupin, du vin blanc et de l'huile de noix mêlés par égale portion, ou en les frottant avec l'onguent d'huile de noix et de soufre, ou plus simplement en les lavant avec de la vieille urine.

Un remède infaillible, mais qu'on ne peut guère appliquer qu'aux moutons déjà âgés, est l'onguent fait avec de la couperose, du vif argent, du vert-de-gris et de l'alun de glace, le tout en poudre et par égale portion, incorporé avec du vieil oing et de la farine de lupin.

AVERTIN.

L'avertin est une maladie du cerveau qui étourdit les moutons et les fait tournoyer. On la guérit en leur faisant boire du jus de bettes et en les nourrissant pendant quelques jours avec les feuilles de cette plante; ou en leur injectant dans l'oreille du jus de l'orvale ou toute-bonne.

LA TOUX.

La toux se guérit en faisant boire le matin du vin blanc mêlé avec de l'huile d'amandes douces, et donnant à manger des feuilles de pas-d'âne; ou tout simplement, si la toux n'est pas ancienne, en lavant les naseaux avec du vin dans lequel on aura mis infuser des amandes douces pilées. L'aigremoine guérit également la toux.

MORVE.

La morve des bêtes à laine est presque incurable une fois formée : elle est contagieuse et facilement inoculée, car les brebis saines la recherchent avec autant d'avidité qu'elles recherchent les endroits salés. Elles courent à la mangeoire des brebis malades, y lèchent la morve et s'inoculent le mal.

Aussitôt que l'on pensera qu'elles peuvent être atteintes, on leur fera aspirer le parfum composé d'orpin, de graines de genièvre, d'encens et de soufre que l'on mettra dans un sac, duquel on leur enveloppera la tête. Si dans trois jours le résultat n'est pas obtenu, tout espoir de guérison est perdu.

COURTE HALEINE.

Pour faciliter la respiration on fendra tout simplement le bout des oreilles et des naseaux.

ENFLURE PROVENANT DE L'ABUS DES HERBAGES, TELS QUE TRÈFLE, LUZERNE, ETC.

On sauvera les moutons d'une perte certaine, en les saignant aux veines des lèvres et à celles de dessous la queue, puis on leur fera boire ensuite de l'urine d'homme.

MORSURE DES ANIMAUX.

On appliquera sur la morsure des animaux, même des animaux venimeux, un emplâtre de fiente de pourceau : on fera boire ensuite de la nielle en poudre dans du vin.

Les blessures quelconques sont guéries avec une seule application du suc de la plante appelée pied-de-veau ou jarrum.

FIÈVRE.

On guérit la fièvre en pratiquant une saignée à la veine de l'œil droit. Il faut avoir bien soin, après cette opération, que le mouton ne boive pas de quelques jours.

RUPTURES.

On tondra le plus près possible l'endroit fracturé, puis on l'oindra de razis mollifié avec de la salive : on y appliquera ensuite un emplâtre de poix noire. La jambe étant remise, on y ajustera avec une ligature des éclats de bois préparés de manière à la tenir droite et permettre la conduite aux pâturages, où la guérison sera plus prompte qu'en retenant l'animal à l'étable.

L'identité qui existe dans les maladies des moutons et des chèvres commande l'application des mêmes remèdes et des mêmes soins.

MALADIES DES PORCS.

Les pourceaux vivant en grand nombre sont plus sujets à de fréquentes maladies que les animaux qui vivent isolément. Ces maladies sont presque toujours graves et peuvent les tuer si on n'y apporte promptement remède.

Nous recommanderons de ne pas établir les poulaillers au-dessus de l'étable des pourceaux, comme cela se fait par certaines personnes, car il peut en résulter de graves inconvénients; la plume et la feinte de la volaille peuvent se mêler à la nourriture de ces animaux et leur occasionner des maladies, auxquelles, du reste, leur gourmandise les expose déjà trop souvent.

Lorsqu'on s'apercevra que les porcs seront nonchalants, tristes et abattus, ayant l'oreille pendante, traînant les pieds de derrière en refusant la nourriture, on s'empressera d'en vérifier la cause, car ce sont des signes évidents de maladie, qu'il ne faut pas négliger, parce qu'il y a des cas où, si elle n'est pas prise assez à temps, elle peut avoir des suites graves et même donner promptement la mort.

Lorsque l'indisposition vient de ce qu'ils ont mangé des herbes ou autres aliments nuisibles, on les privera de nourriture pendant douze ou quinze heures : on leur donnera ensuite à boire une bonne quantité d'eau tiède dans laquelle on aura fait tremper durant douze heures des racines de concombre sauvage pilées.

On les préserverait de tous les maux contagieux et de la peste si on tenait à demeure dans leur auge des racines d'afrodille.

LES SOIES.

Nom vulgairement donné à cette maladie parce qu'elle consiste en une réunion de sept ou huit soies placées sous la gorge qui s'enfoncent dans le gosier et peuvent faire mourir l'animal en peu de temps. Après avoir reconnu leur existence on passe un fil solide dans la peau au moyen d'une forte aiguille, puis on coupe la chair tout autour des soies, de manière à les enlever avec le morceau qui les tient. L'opération terminée on bouche le trou avec du beurre frais, de l'ail, du sel pilés ensemble et l'animal est sauvé. On ne lui donnera pendant deux jours que des breuvages d'eaux blanches.

ENFLURE.

Il arrive quelquefois que les pourceaux enflent pour avoir trop mangé des fruits qu'ils trouvent sous les arbres. On les guérit en leur donnant une décoction de choux rouges. On obtiendra le même résultat en mêlant à leur manger des feuilles de choux ordinaires coupées.

LE CHARBON, APPELÉ VULGAIREMENT LES POCHES.

C'est une tumeur inflammatoire qui noircit, et passe presque aussitôt à l'état de gangrène. Il paraît sous la forme d'une grosse lentille noire de chaque côté de la mâchoire; quelquefois d'un seul côté, et gagne vite l'oreille. Quand on s'aperçoit que l'animal refuse la nourriture ou mange dédaigneusement, on doit s'assurer si ces signes existent, et, dans le cas affimatif, s'empresser de les faire disparaître en les coupant avec des ciseaux, car les progrès sont rapides, et une fois le mal inoculé au sang, il n'y a plus de remède.

Aussitôt l'opération terminée, on jette des cendres et du sel dans la gueule de l'animal, puis on la lave avec du vinaigre pour lui faire rendre toutes les sécrétions. Si les boutons n'ont pas été suffisamment coupés, ils se forment de nouveau et présentent les mêmes dangers que la première fois; dans ce cas, il faut recommencer l'opération. On fera ensuite une saignée à la queue. On ne donnera pendant deux jours que des eaux blanches pour toute nourriture.

DIFFICULTÉ DE MARCHER.

Les porcs ayant le dessous du pied tendre se blessent souvent dans une longue marche : on est parfois forcé de les laisser en route exténués de fatigue. On évitera cet inconvénient en leur enveloppant le pied avec un petit cataplasme composé de miel, de racines de mauves bien cuites et de farine de froment, pilés ensemble jusqu'à consistance d'onguent.

GLANDES AU COU.

On guérit les glandes en saignant le porc sous la langue et en les frottant avec du sel mêlé avec de la farine de blé.

Maladies des chiens.

LA RAGE.

Suivant plusieurs auteurs de l'antiquité on préserve les chiens de la rage en leur ôtant un nerf qu'ils ont sous la langue. Ils ont distingué sept sortes de rage : deux sont incurables ; les cinq autres sont susceptibles de guérison. On fera prendre au chien un breuvage composé de la décoction de rue, passerage et ellébore noir, à laquelle on ajoutera du vin blanc et 8 grammes de scammonée, puis on fera une forte saignée dans la gueule ou aux deux veines du dedans des épaules, ou plus simplement on fendra les oreilles que l'on fera saigner abondamment.

CONTRE LA MORSURE D'UN CHIEN ENRAGÉ.

Pour guérir un chien de la morsure d'un chien enragé, on lui donnera des bains d'eau très-salée et on le purgera avec une potion faite de casse, de scammonée, depoudre de staphisaigre, le tout détrempé dans de l'huile d'olive. On le frottera fortement dans le bain que l'on continuera pendant dix jours.

LA GALE.

On guérit la gale en frottant le chien souvent et fortement avec la décoction de berle, d'aunée et d'afrodille, à laquelle on ajoutera des cendres et du savon gris.

DARTRES.

Les dartres sont plus difficiles à guérir que la gale. Il faut d'abord raser le poil le plus près possible, et frotter jusqu'au sang avec du vinaigre, du sel et de la lessive mêlés ensemble, les endroits malades, puis les oindre avec un onguent composé d'un kilogr. d'huile de noix, un demi-kilogr. d'huile de cade, un demi-kilogr. de poix-gemme; vitriol, soufre, vert-de-gris, de chacun 125 grammes; alun de glace, litharge d'or, de chacun 62 grammes : le tout en poudre, incorporé et bouilli dans le vinaigre jusqu'à sa réduction en onguent.

VERMINE.

Les poux, les puces et autres vermines seront détruits en frottant le chien avec la décoction de patience, berle, menthe et cendres de sarment, à laquelle on ajoutera de la poudre de staphisaigre ou herbe aux puces, du savon et du safran.

Maladies de la volaille.

LA PÉPIE.

La pépie est une pellicule qui vient à la langue des poules et les empêche de manger, de boire et de chanter : c'est la maladie dont elles sont le plus souvent atteintes. On enlève ce cartilage, et après l'opération on leur lave la langue et le bec avec de l'huile dans laquelle on aura écrasé une gousse d'ail, ou bien tout simplement avec du vinaigre tiède ou de la salive.

DIARRHÉE.

Pour guérir le flux de ventre qui, si on ne l'arrête promptement, peut faire mourir les poules, on leur donnera à boire un peu de vin chaud dans lequel on aura fait bouillir des pelures de coing. On peut préparer cette boisson au moment des fruits pour la conserver et s'en servir au besoin.

CONSTIPATION.

Pour guérir les poules de la constipation, on leur donnera de l'eau miellée. Les jeunes poules surtout sont très-sujettes à ce mal : on pourra y remédier encore en leur dégageant le fondement avec le bout d'une plume, ce qui lâchera le ventre immédiatement.

CATARACTE.

La cataracte est une fluxion qui tombe dans la tête des poules, la leur fait pencher, leur ternit la crête et les rend aveugles.

Pour les guérir, il suffit de leur traverser les naseaux avec une plume pour donner cours à l'humeur : on leur lavera ensuite les yeux avec du jus de chélidoine, du sel ammoniac, mêlés dans du lait; ce remède fond la peau qui leur voile la vue.

POUX ET VERMINE.

La vermine amaigrit les poules et leur est très-nuisible sous le rapport de la santé : on les guérit en les plongeant, *jusqu'à la tête, bien entendu*, dans l'eau où l'on aura fait bouillir de l'herbe aux puces ou du lupin.

On suivra le même traitement à l'égard des dindons, des oies, des cannes, des cignes, etc., ces remèdes s'appliquant à la volaille en général.

APPENDICE.

Après avoir indiqué au cultivateur les moyens d'augmenter et de conserver ses produits de toute espèce, nous avons pensé qu'il lui serait aussi très-utile de connaître les droits que la loi lui accorde et les obligations qu'elle lui impose. A cet effet, nous avons fait suivre ce volume d'un appendice contenant le texte de la loi sur les servitudes avec les explications d'après l'un de nos premiers jurisconsultes, M. Marcadé.

Servitudes.

« Art. 637. Une servitude est une charge imposée sur un héritage pour l'usage et l'utilité d'un héritage appartenant à un autre propriétaire.

« Art. 638. La servitude n'établit aucune prééminence d'un héritage sur l'autre.

« Art. 639. Elle dérive ou de la situation naturelle

des lieux, ou des obligations imposées par la loi, ou des conventions entre les propriétaires. »

CHAPITRE PREMIER.

SECTION PREMIERE.

Des servitudes qui dérivent de la situation des lieux.

« ART. 640. Les fonds inférieurs sont assujétis, envers ceux qui sont plus élevés, à recevoir les eaux qui en découlent naturellement sans que la main de l'homme y ait contribué.

« Le propriétaire inférieur ne peut point élever de digue qui empêche cet écoulement.

« Le propriétaire supérieur ne peut rien faire qui aggrave la servitude du fonds inférieur. »

Résumé. — Les fonds inférieurs sont obligés de recevoir, sans indemnité, les eaux, les pierres, les terres qui descendent naturellement des fonds supérieurs. Quand l'homme y contribue, le propriétaire inférieur peut s'opposer à l'écoulement, s'il y a possibilité; dans le cas contraire, il a le droit d'exiger une indemnité.

Tous les propriétaires lésés ont le droit de s'opposer à l'écoulement ou de réclamer une indemnité.

Cours d'eau.

« ART. 641. Celui qui a une source dans son fonds peut en user à sa volonté, sauf le droit que le propriétaire du fonds inférieur pourrait avoir acquis par titre ou par prescription.

« ART. 642. La prescription, dans ce cas, ne peut s'acquérir que par une jouissance non interrompue pendant l'espace de trente années, à compter du moment où le propriétaire du fonds inférieur a fait et terminé des ouvrages apparents destinés à faciliter la chute et le cours de l'eau dans sa propriété. »

Résumé. — Celui dans le fonds duquel naît une source en est le propriétaire et peut absorber l'eau; mais s'il la laisse couler sur les fonds inférieurs et que les propriétaires de ces fonds en jouissent pendant trente ans à partir des travaux faits pour en faciliter le cours, le droit de possession leur est acquis, si le propriétaire de la source a pu voir la situation des lieux, que les travaux aient été faits sur le fonds même où naît la source, ou sur un fonds immédiatement ou médiatement inférieur. Si le propriétaire de la source veut empêcher la prescription, il devra, avant l'expiration des trente ans, détourner le cours de l'eau ou intenter une action qui protestera contre l'auteur des travaux et les conséquences qui pourraient en résulter.

« Art. 643. Le propriétaire de la source ne peut en changer le cours lorsqu'il fournit aux habitants d'une commune, village ou hameau, l'eau qui leur est nécessaire; mais si les habitants n'en ont pas acquis ou prescrit l'usage, le propriétaire peut réclamer une indemnité, laquelle est réglée par experts. »

Résumé. — Si la source fournit aux besoins d'une commune ou d'un hameau, les habitants ont toujours le droit d'en conserver l'eau en payant au propriétaire une indemnité que règlent des experts à défaut d'accord, calculant sur le préjudice que ce propriétaire éprouve. Le droit d'exiger une indemnité est prescrit lorsque les habitants ont joui pendant trente ans, même sans aucun ouvrage fait par eux; si l'indemnité avait été fixée, le droit d'en réclamer le payement serait également prescrit après trente ans à partir du jour où ce payement pourrait être exigé.

Cette disposition ne s'applique pas aux puits, aux mares, aux citernes, car si on ne peut pas créer un cours d'eau on peut toujours ouvrir un puits, une mare, une citerne en se conformant aux réglements.

Irrigation.

« Art. 644. Celui dont la propriété borde une eau courante, autre que celle qui est déclarée dépendance du domaine public, peut s'en servir à son passage pour l'irrigation de ses propriétés.

« Celui dont cette eau traverse l'héritage peut même en user dans l'intervalle qu'elle y parcourt, mais à la charge de la rendre, à la sortie de ses fonds, à son cours ordinaire. »

Résumé. — Ainsi, celui qui se trouve avoir une petite rivière dans son héritage, ou seulement contre cet héritage, peut se servir de l'eau soit pour l'irrigation de ses propriétés soit pour tout autre usage. Quand l'eau borde seulement son héritage, il doit en prendre sans la dériver de son cours; quand au contraire elle passe dans sa propriété, il peut en disposer comme il l'entend, pourvu qu'il la rende à son cours naturel à la sortie du fonds.

« Art. 645. S'il s'élève une contestation entre les propriétaires auxquels ces eaux peuvent être utiles, les tribunaux, en prononçant, doivent concilier l'intérêt de l'agriculture avec le respect dû à la propriété, et, dans tous les cas, les règlements particuliers et locaux sur le cours et l'usage des eaux doivent être observés.

Bornage.

« Art. 646. Tout propriétaire peut obliger son voisin au bornage de leurs propriétés contiguës. Le bornage se fait à frais communs. »

Le même droit appartient à l'usufruitier et à toute autre personne ayant sur le bien le droit réel de jouissance, mais le voisin peut exiger la mise en cause du propriétaire.

L'action en bornage doit se porter au tribunal de la situation des héritages.

Les frais du bornage, mais non pas ceux du procès qui l'aurait précédé, sont payés pour moitié par chacune des deux parties.

Parcours et vaine pâture.

« Art. 647. Tout propriétaire peut clore son héritage, sauf l'exception portée en l'art. 682.

« Art. 648. Le propriétaire qui veut se clore perd son droit au parcours et vaine pâture, en proportion du terrain qu'il y soustrait. »

Le droit de parcours et de vaine pâture est réglé par la loi du 28 septembre 1791, section 4.

La vaine pâture est le droit réciproque qu'ont les habitants d'une commune de faire paître leurs troupeaux sur les terres les uns des autres, lorsqu'il n'y a ni fruit ni semences. Ce droit n'empêche pas les propriétaires de clore leurs propriétés. Mais celui qui distrait son terrain perd son droit au parcours et vaine pâture en proportion de l'étendue du terrain qu'il y soustrait.

Si le droit de vaine pâture n'existe qu'entre deux particuliers et qu'il est établi par titre, celui qui veut se clore ne peut le faire qu'en payant une indemnité.

CHAPITRE II.

Des servitudes établies par la loi.

« Art. 649. Les servitudes établies par la loi ont pour objet l'utilité publique ou communale, ou l'utilité des particuliers.

« Art. 650. Celles établies pour l'utilité publique ou communale ont pour objet le marchepied le long des rivières navigables ou flottables, la construction ou réparation des chemins ou autres ouvrages publics ou communaux.

« Tout ce qui concerne cette espèce de servitude est déterminé par des lois ou des règlements particuliers.

« Art. 651. La loi assujettit les propriétaires à différentes obligations l'une à l'égard de l'autre, indépendemment de toute convention.

« Art. 652. Partie de ces obligations est réglée par les lois sur la police rurale; les autres sont relatives au mur et au fossé mitoyen, au cas où il y a lieu à contre-mur, aux vues sur la propriété du voisin, à l'égout des toits, au droit de passage.

SECTION PREMIÈRE.

Du mur mitoyen.

« Art. 653. Dans les villes et les campagnes, tout mur servant de séparation entre bâtiments jusqu'à l'héberge, ou entre cours jardins, et même entre enclosdans les champs, est présumé mitoyen, s'il n'y a titre ou marque du contraire.

« Art. 654. Il y a marque de non mitoyenneté

lorsque la sommité du mur est droite et à plomb de parement d'un côté, et présente de l'autre un plan incliné;

« Lors encore qu'il n'y a que d'un côté ou un chaperon ou des filets et corbeaux de pierre qui y auraient été mis en bâtissant le mur.

« Dans ce cas le mur est censé appartenir exclusivement au propriétaire du côté duquel sont l'égout ou les corbeaux et filets de pierre. »

La présomption de mitoyenneté tombe devant la preuve de la possession, laquelle se reconnaît, soit par titre, soit par l'une de ces trois circonstances : 1° lorsque le dessus du mur non muni d'un chaperon incline vers son terrain; 2° quand le chaperon, qu'il ait ou non un larmier, n'est également incliné que de son côté; 3° quand le mur ne présente que de son côté des corbeaux en pierres assises dans l'épaisseur du mur et faisant saillie pour recevoir des poutres au besoin.

Si un titre attribuait la mitoyenneté ou la totalité du mur à l'autre propriétaire, malgré ces indices il l'emporterait, car la présomption tombe toujours devant la preuve d'un titre.

« Art. 655. La réparation et la reconstruction du mur mitoyen sont à la charge de tous ceux qui y ont droit, et proportionnellement au droit de chacun.

« Art. 656. Cependant tout co-propriétaire d'un mur mitoyen peut se dispenser de contribuer aux réparations et reconstructions en abandonnant le droit de mitoyenneté, pourvu que le mur mitoyen ne soutienne pas un bâtiment qui lui appartienne.

— Chacun des co-propriétaires d'un mur mitoyen doit donc contribuer, en proportion de son droit, à la réparation ou au rétablissement du mur. Toutefois, il peut se libérer de cette obligation en abandonnant la mitoyenneté; excepté quand il s'agit d'un mur soutenant une construction qui lui appartient, ou quand c'est par son fait qu'il a nécessité la réparation ou reconstruction.

« Art. 657. Tout co-propriétaire peut faire bâtir contre un mur mitoyen, et y faire placer des poutres ou solives dans toute l'épaisseur du mur, à cinquante-quatre millimètres (deux pouces) près, sans préjudice du droit qu'a le voisin de faire réduire à l'ébauchoir la poutre jusqu'à la moitié du mur, dans le cas où il voudrait lui-même asseoir des poutres dans le même lieu, ou y adosser une cheminée. »

— Ainsi tout co-propriétaire peut se servir du mur mitoyen pour les usages auxquels il est propre, mais sans porter atteinte au droit semblable du voisin.

Il peut y placer des poutres ou solives, pourvu qu'elles s'arrêtent à cinquante-quatre millimètres (deux pouces) du parement opposé, sous réserve du droit qu'a le voisin de faire réduire ces poutres à l'ébauchoir jusqu'à la moitié du mur, dans le cas où il voudrait lui-même en placer dans le même endroit. Si le mur n'était mitoyen que dans une certaine partie de son épaisseur, le voisin ne pourrait placer ces poutres que dans cette partie mitoyenne, mais il le pourrait dans toute cette partie et sans réserver alors les cinquante-quatre millimètres; de son côté, celui qui est propriétaire unique du reste de l'épaisseur pourrait toujours faire réduire les poutres jusqu'à la moitié de la partie mitoyenne.

« Art. 658. Tout co-propriétaire peut faire exhausser le mur mitoyen; mais il doit payer seul la dépense de l'exhaussement, les réparations d'entretien au-dessus de la hauteur de la clôture commune, et en outre l'indemnité de la charge, en raison de l'exhaussement et suivant la valeur.

« Art. 659. Si le mur mitoyen n'est pas en état de supporter l'exhaussement, celui qui veut l'exhausser doit le faire reconstruire en entier à ses frais, et l'excédant d'épaisseur doit se prendre de son côté. »

— Le co-propriétaire peut exhausser à ses frais le mur mitoyen, seulement si ce mur n'est pas en état de supporter la charge, il doit soit le reconstruire tout à neuf, soit lui donner un surcroît d'épaisseur.

Les constructions nouvelles, qui restent, bien entendu, sa propriété exclusive, doivent être entretenues par lui, tandis que la partie mitoyenne se répare toujours à frais communs; mais toutes les fois que l'exhaussement doit donner lieu à des réparations plus dispendieuses, le constructeur est tenu de payer au voisin une indemnité proportionnelle.

« Art. 660. Le voisin qui n'a pas contribué à l'exhaussement peut en acquérir la mitoyenneté en payant la moitié de la dépense qu'il a coûté, et la valeur de la moitié du sol fourni par l'excédant d'épaisseur s'il y en a. »

Le voisin peut acqvérir la mitoyenneté des constructions nouvelles, soit immédiatement après leur confection, soit plus tard, en payant la moitié de la valeur qu'elles ont au moment de l'acquisition, et aussi en restituant l'indemnité qu'il aurait reçue, si le surcroît de réparations en vue duquel elle avait été payée n'a pas été nécessaire.

« Art. 661. Tout propriétaire joignant un mur a de même la faculté de le rendre mitoyen en tout ou en partie, en remboursant au maître du mur la moitié de sa valeur, ou la moitié de la valeur de la portion qu'il veut rendre mitoyenne, et moitié de la valeur du sol sur lequel le mur est bâti.

« Art. 662. L'un des voisins ne peut pratiquer

dans le corps d'un mur mitoyen aucun enfoncement, ni y appliquer ou appuyer aucun ouvrage, sans le consentement de l'autre, ou sans avoir, à son refus, fait régler par experts les moyens nécessaires pour que le nouvel ouvrage ne soit pas nuisible aux droits de l'autre. »

Le co-propriétaire doit donc, avant de pratiquer aucun ouvrage sur ou contre le mur mitoyen, s'entendre avec son co-propriétaire, et, s'ils ne peuvent tomber d'accord, faire régler par experts les moyens de ne pas nuire aux droits de ce dernier.

« Art. 663. Chacun peut contraindre son voisin, dans les villes et faubourgs, à contribuer aux constructions et réparations de la clôture faisant séparation de leurs maisons, cours et jardins assis ès-dites villes et faubourgs : la hauteur de la clôture sera fixée suivant les règlements particuliers ou les usages constants et reconnus; et, à défaut d'usages et de règlements, tout mur de séparation entre voisins, qui sera construit ou rétabli à l'avenir, doit avoir au moins trente-deux décimètres (dix pieds) de hauteur compris le chaperon dans les villes de cinquante mille âmes et au-dessus, et vingt-six décimètres (huit pieds) dans les autres. »

Cependant le voisin peut se soustraire à l'obligation de contribuer aux travaux de construction et de réparation du mur mitoyen, en renonçant à la mitoyenneté, et à la portion de son terrain sur laquelle la moitié de ce mur porte ou doit porter.

« Art. 664. Lorsque les différents étages d'une maison appartiennent à divers propriétaires, si les titres de propriété ne règlent pas le mode de réparations et reconstructions, elles doivent être faites ainsi qu'il suit :

« Les gros murs et le toit sont à la charge de tous

les propriétaires, chacun en proportion de la valeur de l'étage qui lui appartient;

« Le propriétaire de chaque étage fait le plancher sur lequel il marche;

« Le propriétaire du premier étage fait l'escalier qui y conduit; le propriétaire du second étage fait, à partir du premier, l'escalier qui conduit chez lui, et ainsi de suite.

« Art. 665. Lorsqu'on reconstruit un mur mitoyen ou une maison, les servitudes actives et passives se continuent à l'égard du nouveau mur ou de la nouvelle maison, sans toutefois qu'elles puissent être aggravées, et pourvu que la reconstruction se fasse avant que la prescription soit acquise. »

Du fossé mitoyen.

« Art. 666. Tous fossés entre deux héritages sont réputés mitoyens, s'il n'y a titre ou marque du contraire.

« Art. 667. Il y a marque de non mitoyenneté lorsque la levée ou le rejet de la terre se trouve d'un côté seulement du fossé.

« Art. 668. Le fossé est censé appartenir exclusivement à celui du côté duquel le rejet se trouve. »

« Art. 669. Le fossé mitoyen doit être entretenu à frais communs. »

Le fossé qui sépare deux héritages clos ou non clos est réputé mitoyen, si le contraire ne résulte 1° d'un titre, ou 2° de cet indice, que la douve, c'est-à-dire le rejet de la terre, se trouve d'un seul côté : celui qui a la douve est présumé propriétaire exclusif. Cependant si un titre attribuait soit la mitoyenneté, soit même la propriété exclusive à l'autre propriétaire, c'est le titre qui l'emporterait.

De la haie mitoyenne.

« Art. 670. Toute haie qui sépare des héritages est réputée mitoyenne, à moins qu'il n'y ait qu'un seul des héritages en état de clôture, ou s'il n'y a titre ou possession suffisante au contraire. »

Lorsque deux héritages sont clos l'un et l'autre, la haie qui les sépare est réputée mitoyenne. La preuve d'un acte établissant le contraire détruirait cette présomption de mitoyenneté, et même l'apparence de la propriété exclusive de celui dont l'héritage est seul clos.

Pour toute espèce de clôture, le droit de mitoyenneté d'un des voisins, comme aussi sa propriété exclusive, peuvent se perdre par prescription, et devenir la propriété de l'autre, si celui-ci avait joui seul de cette clôture pendant le temps requis.

Les arbres qui se trouvent dans la haie mitoyenne sont mitoyens comme elle, sans qu'il y ait à considérer s'ils sont plus près de l'un des héritages que de l'autre. L'ébranchage et la récolte se font à frais communs et les produits se partagent par moitié. Chacun des co-propriétaires peut exiger l'abattage des arbres mitoyens, quelque âge qu'ils aient.

Des distances voulues pour les plantations d'arbres ou de haies.

« Art. 671. Il n'est permis de planter des arbres de haute tige qu'à la distance prescrite par les règlements particuliers actuellement existants, ou par les usages constants et reconnus; et à défaut de règlements et d'usages, qu'à la distance de deux mètres de la ligne séparative des deux héritages pour les arbres à haute tige, et à la distance d'un demi-mètre pour les autres arbres et haies vives.

« Art. 672. Le voisin peut exiger que les arbres et haies plantés à une moindre distance soient arrachés.

« Celui sur la propriété duquel avancent les branches des arbres du voisin peut contraindre celui-ci à couper ces branches.

« Si ce sont les racines qui avancent sur son héritage, il a le droit de les couper lui-même. »

Le propriétaire d'un terrain ne peut donc y planter ni y laisser croître des arbres à haute tige qu'à la distance fixée par les règlements ou usages locaux, et à défaut de règlements et d'usages à la distance de deux mètres ou six pieds trois pouces. Pour les autres arbres et les haies vives cette distance n'est que d'un demi-mètre, ou dix-neuf pouces.

Le voisin peut arracher les arbres ou haies qui sont à une moindre distance à moins qu'ils n'y soient depuis trente ans, cas où la prescripiion donne le droit de les y maintenir.

Pour les branches, le voisin peut les faire couper lors même qu'elles auraient commencé à couvrir son terrain depuis plus de trente ans. Il n'y a pas de prescription.

Tant que ces branches ne sont pas coupées, le voisin ne peut s'opposer à ce que le propriétaire entre sur son terrain pour y récolter ses fruits, mais il a droit à une indemnité si la chute ou la récolte de ces fruits lui cause préjudice.

« Art. 673. Les arbres qui se trouvent dans la haie mitoyenne sont mitoyens comme la haie ; et chacun des deux propriétaires a le droit de requérir qu'ils soient abattus.

Des précautions à prendre pour certains travaux.

« Art. 674. Celui qui fait creuser un puits ou une fosse d'aisances près d'un mur, mitoyen ou non;

« Celui qui veut y construire cheminée ou âtre, forge, four ou fourneau ;

« Y adosser une étable;

« Ou établir contre ce mur un magasin de sel ou amas de matières corrosives,

« Est obligé à laisser la distance prescrite par les règlements et usages particuliers sur ces dépôts, ou à faire les ouvrages prescrits par les mêmes règlements et usages, pour éviter de nuire au voisin. »

Un propriétaire ne peut donc faire sur son fonds aucun travail de nature à porter atteinte au droit du voisin, qu'en accomplissant les mesures de précaution indiquées par les usages locaux, et avec la plus grande prudence.

Si faute d'avoir pris assez de précautions, ou nonobstant toutes les précautions possibles, les travaux lèsent les droits du voisin, l'auteur du travail est obligé de réparer le dommage causé, de prendre de nouvelles mesures, ou même de supprimer son travail, s'il ne peut conjurer ce dommage par aucun moeyn.

Si cependant le voisin lésé laissait passer trente ans sans se plaindre de ce travail, son action serait prescrite.

Des jours et des vues pris sur un voisin.

« Art. 675. L'un des voisins ne peut, sans le consentement de l'autre, pratiquer dans le mur mitoyen aucune fenêtre ou ouverture, en quelque manière que ce soit, même à verre dormant.

« Art. 676. Le propriétaire d'un mur non mitoyen, joignant immédiatement l'héritage d'autrui, peut pratiquer des jours ou fenêtres à fer maillé et verre dormant.

« Ces fenêtres doivent être garnies d'un treillis de fer dont les mailles auront un décimètre (environ trois pouces huit lignes) d'ouverture au plus, et d'un châssis à verre dormant.

« Art. 677. Ces fenêtres ou jours ne peuvent être établis qu'à vingt-six décimètres (huit pieds) au-dessus du plancher du sol de la chambre qu'on veut éclairer, si c'est au rez-de-chaussée, et à dix-neuf décimètres (six pieds) au-dessus du plancher, pour les étages supérieurs. »

Ces trois articles sont relatifs aux simples jours, appelés aussi jours de souffrance.

On appelle jours de souffrance, les ouvertures par lesquelles on se procure de la lumière sans donner passage à l'air; les vues sont les fenêtres ouvrantes et autres ouvertures libres par lesquelles on reçoit de la lumière et de l'air en même temps. Aucune vue ni aucun jour ne peuvent être pratiqués dans un mur mitoyen sans le consentement des deux co-propriétaires.

Le voisin qui acquiert la mitoyenneté d'un mur dans lequel il existe des jours de souffrance, peut faire boucher ces jours, quand même ils existeraient depuis plus de trente ans. La prescription n'a pas pu courir contre lui, attendu qu'il n'avait pas le droit de les faire supprimer.

« Art. 678. On ne peut avoir des vues droites ou fenêtres d'aspect, ni balcons ou autres semblables saillies sur l'héritage clos ou non clos de son voisin, s'il n'y a dix-neuf décimètres (six pieds) de distance entre le mur où on les pratique et ledit héritage.

« Art. 679. On ne peut avoir des vues par côté ou obliques sur le même héritage, s'il n'y a six décimètres (deux pieds) de distance.

« Art. 680. La distance dont il est parlé dans les deux articles précédents se compte depuis le parement extérieur du mur où l'ouverture se fait, et, s'il y a balcons et autres semblables saillies, depuis leur ligne extérieure jusqu'à la ligne de séparation des deux propriétés. »

Les vues ou ouvertures libres sont droites quand on peut regarder la propriété voisine en face; elles sont obliques quand on est obligé de porter le regard à droite ou à gauche pour voir chez le voisin.

Le voisin peut faire boucher les vues prises à une distance moindre que celle indiquée par les articles ci-dessus, à moins qu'il ne les ait laissées subsister pendant trente ans. Dans ce cas, le propriétaire des fenêtres aurait acquis par prescription la servitude de vues, et le voisin ne pourrait plus faire boucher fenêtres, ni bâtir contre elles.

De l'égout des toits.

« Art. 681. Tout propriétaire doit établir des toits de manière que les eaux pluviales s'écoulent sur son terrain ou sur la voie publique; il ne peut les faire verser sur le fonds voisin. »

Du passage forcé en cas d'enclave.

« Art. 682. Le propriétaire dont les fonds sont enclavés, et qui n'a aucune issue sur la voie publique, peut réclamer un passage sur les fonds de ses voisins pour l'exploitation de son héritage, à la charge d'une indemnité proportionnée au dommage qu'il peut occasionner.

« Art. 683. Le passage doit régulièrement être pris du côté où le trajet est le plus court du fonds enclavé à la voie publique.

« Art. 684. Néanmoins il doit être fixé dans l'endroit le moins dommageable à celui sur le fonds duquel il est accordé.

« Art. 685. L'action en indemnité, dans le cas prévu par l'art. 682, est prescriptible, et le passage doit être continué, quoique l'action en indemnité ne soit plus recevable. »

Quand un fonds se trouve enclavé, le propriétaire peut exiger un passage sur l'un des fonds, à la charge de payer une indemnité qui se calcule sur le préjudice causé. A défaut d'accord, cette indemnité est réglée par des experts. — Il y a enclave quand le fonds n'a d'issue sur aucune voie publique praticable ou suffisante pour l'exploitation; ou même quand il en est séparé par une rivière n'ayant ni pont ni bac; à moins qu'il ne s'agisse d'une petite rivière faisant partie du fonds, et sur laquelle le propriétaire pourrait jeter un pont qui communiquerait à une voie publique praticable et suffisante.

Le passage doit se prendre sur le point où le trajet sera le plus court; cependant si, sur ce point, le passage était trop dommageable à celui qui le fournit, on doit s'écarter de cette règle.

Le droit de réclamer le passage est imprescriptible, lors-même que le propriétaire enclavé aurait laissé passer plus de trente ans sans exploiter son fonds; mais au contraire, s'il avait exercé continuellement ce passage pendant trente ans, le droit de l'autre propriétaire à réclamer une indemnité serait prescrit. Si l'indemnité avait été fixée et que le créancier eût laissé passer trente ans sans en exiger le payement, la créance serait prescrite alors même que le débiteur n'aurait pas exercé le passage pendant ce laps de temps.

Le droit de passage s'évanouit quand le fonds cesse d'être enclavé.

TABLE DES MATIÈRES.

PREMIÈRE PARTIE.

AGRICULTURE.

PLANTES POTAGÈRES.

PLANTES FOURRAGÈRES, HUILEUSES ET A FILASSE.

CULTURE DE LA VIGNE.

DEUXIÈME PARTIE.

—

CULTURE DES JARDINS.

TROISIÈME PARTIE.

—

ÉLÈVE DU BÉTAIL.

QUATRIÈME PARTIE.

Paris. — Typographie de Gaittet et Cie, rue Git-le-Cœur, 7.

BIBLIOTHEQUE NATIONALE DE FRANCE
3 7531 04114140 0

www.ingramcontent.com/pod-product-compliance
Ingram Content Group UK Ltd.
Pitfield, Milton Keynes, MK11 3LW, UK
UKHW022324190726
13856UKWH00001B/195

9 782011 936202